RECHERCHES

SUR

L'ANATOMIE PATHOLOGIQUE

DE

LA FIÈVRE TYPHOÏDE

LÉSIONS DES ORGANES LYMPHOÏDES

RECHERCHES

SUR

L'ANATOMIE PATHOLOGIQUE

DE

LA FIÈVRE TYPHOÏDE

LÉSIONS DES ORGANES LYMPHOÏDES

PAR

Le Dr Armand SIREDEY
Ancien interne lauréat des hôpitaux,
(Médaille d'argent, 1882).
Chef du laboratoire d'histologie de l'amphithéâtre des hôpitaux,
Membre de la Société anatomique.

PARIS
G. MASSON, EDITEUR
Boulevard Saint-Germain, 120

1883

A MON EXCELLENT ONCLE

M. LE DOCTEUR SIREDEY

Médecin de l'hôpital Lariboisière.

Hommage de mon affection toute filiale et de ma profonde reconnaissance.

RECHERCHES

SUR

L'ANATOMIE PATHOLOGIQUE

DE

LA FIÈVRE TYPHOÏDE

LÉSIONS DES ORGANES LYMPHOÏDES

INTRODUCTION.

Malgré les nombreux travaux qui sont publiés chaque année sur la fièvre typhoïde, il existe encore dans la littérature médicale d'importantes lacunes sur cette matière. Si les lésions de l'intestin ont été décrites avec toute la précision désirable, il n'en est pas de même de celles de plusieurs autres organes. C'est ainsi que l'on ne trouve sur les altérations de la rate et des ganglions mésentériques que des observations isolées. J'ai entrepris depuis plus d'une année au laboratoire d'histologie de l'amphithéâtre des hopitaux des recherches suivies sur ce sujet, et il m'a semblé intéressant de les réunir en les comparant aux autres altérations des organes lymphoïdes, pour en faire une description d'ensemble. Grâce à l'obligeance de nos excellents maîtres, Messieurs les médecins de la Pitié, et à celle de mes collègues, j'ai pu réunir, pendant ma dernière année d'internat, environ 40 observations, qui m'ont permis de suivre les modifications que présentent les organes lymphoïdes aux différentes phases de la maladie. Je n'avais pu rencontrer aucune observation de lésions laryngées graves. La bienveillance de M. le professeur Cornil a comblé cette lacune, et je suis heureux de remercier ici notre savant maître des préparations qu'il a bien voulu mettre à ma disposition pour compléter mes recherches.

J'adresse aussi tous mes remercîments à mon excellent ami Brocq qui m'a si complaisamment offert son talent de dessinateur.

Malgré l'importance que l'on attache aujourd'hui, à juste titre, à la question des organismes infectieux, je n'ai pas voulu aborder cette étude. En raison même de son grand intérêt la recherche des microbes exige une habitude particulière et une compétence spéciale ; j'ai bien souvent rencontré sur mes préparations de petits bâtonnets qui rentrent assez nettement dans la description que l'on fait de ces organismes, mais je me suis tenu constamment en dehors de leur étude, et j'ai préféré demeurer sur un terrain que mes occupations quotidiennes m'ont rendu plus familier, convaincu d'ailleurs que des investigations de cette nature ne pouvaient que gagner à la division du travail.

En résumé j'ai fait une étude purement anatomo-pathologique.

La description des organes lymphoïdes étant disséminée au hasard des régions dans les auteurs classiques, il m'a semblé utile de faire précéder l'examen des lésions d'une revue du tissu réticulé à l'état normal.

Ce travail comprend donc deux parties :

La première consacrée à un chapitre d'anatomie normale, où je me suis efforcé de résumer les connaissances acquises actuellement sur les organes lymphoïdes.

La seconde comprend successivement les altérations des ganglions mésentériques, de l'intestin, des follicules clos du pharynx, du larynx et de l'estomac, enfin celles de la rate.

Si j'ai interverti l'ordre clinique des altérations plaçant au second plan les lésions intestinales, c'est que j'ai envisagé surtout le côté anatomique de la question.

Le ganglion lymphatique représente le type le plus complet du tissu lymphoïde.

Les follicules intestinaux sont déjà des ganglions modifiés, c'est du tissu lymphoïde à un degré inférieur.

Telle a été la cause de ma classification, paradoxale au premier abord.

8 mars 1883.

CHAPITRE PREMIER.

STRUCTURE NORMALE DES ORGANES LYMPHOÏDES.

On décrit sous le nom de système lymphoïde un certain nombre d'organes qui, très différents par leur aspect extérieur, par leur siège dans l'économie, sont réunis par l'identité deleur de structure, de leurs manifestations morbides fondamentales. Tantôt isolés, ayant pour ainsi dire une existence propre, ils constituent des viscères distincts, comme la rate et les ganglions lymphatiques. Tantôt ils sont disséminés au milieu d'autres organes, comme cela s'observe dans la muqueuse du tube digestif, dans certains points de la muqueuse des voies aériennes, ou dans des glandes encore mal connues, comme le corps thyroïde.

Le caractère fondamental, commun à tous ces organes, c'est qu'ils sont constitués par du tissu réticulé. Quelles que soient les modifications que présente le tissu réticulé dans ces organes lymphoïdes, il n'en reste pas moins leur élément fondamental, caractéristique.

Tissu réticulé. — Le tissu réticulé (Frey, Ranvier), tissu adénoïde de His, tissu cytogène de Kölliker, est une des formes principales du tissu conjonctif. Il est constitué essentiellement par une trame fibrillaire, dont les éléments sont disposés en mailles très fines et serrées, que remplissent des cellules lymphatiques.

J'indiquerai plus loin le rapport des vaisseaux sanguins avec ce réticulum ; mais, pour bien comprendre les détails de la structure du tissu lymphoïde, il est indispensable de passer en revue ses principales manifestations. Je commencerai par l'étude des ganglions qui nous apparaissent comme le type le plus complet, le plus achevé du groupe.

Ganglions lymphatiques. — Il est inutile d'insister sur la configuration ou sur l'aspect extérieur des ganglions lymphatiques ainsi que sur les nombreuses variations qui peuvent porter sur leur forme et leur volume. Tous ces détails sont indiqués très complètement dans les traités d'anatomie descriptive.

Mais l'étude histologique des ganglions exige quelques dévéloppements, car plusieurs points importants de leur structure sont encore l'objet de discussions pour les histologistes.

Si l'on examine à l'œil nu la coupe d'un ganglion lymphatique, on voit que la région centrale et la région périphérique offrent des différences notables.

Tandis que le centre est plus ou moins rosé, de consistance molle, la couche corticale est pâle, résistante au doigt : elle paraît constituée par un certain nombre de petites masses blanches globuleuses, pressées les unes contre les autres, et qui se distinguent très nettement des marbrures irrégulières de la substance centrale.

C'est d'après ces caractères que la plupart des auteurs classiques ont basé la division de la substance du ganglion en couche corticale et couche médullaire, par analogie avec d'autres organes. Bien que cette division soit généralement admise, il est juste de dire qu'elle ne repose sur aucune donnée anatomique précise. La microscopie a depuis longtemps démontré l'identité de structure de ces deux régions, et, en voulant séparer leur description, on a contribué à augmenter encore la confusion qui règne dans l'étude des glandes lymphatiques.

Aussi est-il rationnel de rejeter cette division pour adopter celle que propose M. Ranvier.

Si l'on examine à un faible grossissement (20 diam.) la coupe envisagée précédemment, on voit que le parenchyme ganglionnaire est divisé par des expansions de la capsule fibreuse qui l'enveloppe, en un certain nombre de lobules distincts. Ces lobules, limités par des cloisons fibreuses incomplètes, sont constitués par deux parties facilement reconnaissables : une masse centrale dense, foncée, d'aspect sombre, et une zone claire, d'apparence lacunaire, qui sépare constamment la masse centrale de la charpente fibreuse.

Que l'examen porte sur la couche corticale ou sur la couche médullaire du ganglion, on retrouve toujours nettes et distinctes ces deux substances : une masse opaque ayant une vague ressemblance avec des tubes glandulaires, et autour d'elle un système de lacunes.

De là, la division du tissu ganglionnaire en deux substances ou systèmes :

Système folliculaire.

Système caverneux.

Cette division, admise par M. Ranvier, repose non plus sur des caractères extérieurs vagues, mais sur des différences anatomiques. Elle est d'ailleurs consacrée par la physiologie, comme on le verra plus loin.

Ainsi envisagé, le ganglion lymphatique présente à étudier :

I. — La capsule et ses prolongements.
II. — Le système caverneux.
III. — Le système folliculaire.
IV. — Les vaisseaux et les nerfs.

I. — La capsule est constituée par du tissu conjonctif dense, à peu près dépourvu d'éléments cellulaires. Les fibres lamineuses qui la constituent sont d'autant plus serrées qu'elles se rapprochent davantage de la substance propre du ganglion. A la superficie elles sont plus lâches, et se continuent par une transition insensible avec le tissu conjonctif voisin. On voit sur un grand nombre de points de la capsule des vaisseaux sanguins, artériels et veineux, et des vaisseaux lymphatiques considérables.

On y distingue en outre des fibres musculaires lisses, qui s'entrecroisent avec les faisceaux fibreux ; cependant ces fibres-cellules n'existent qu'en très petit nombre sur les ganglions de l'homme, et notamment sur les ganglions mésentériques.

Des prolongements émanent de divers points de la capsule : ils varient en nombre et en épaisseur suivant le volume et l'importance des ganglions. Ils se dirigent de la périphérie vers le centre ; très nets dans le voisinage de la capsule, ils diminuent rapidement d'épaisseur en arrivant dans la région centrale, et s'effacent au point de disparaître presque complètement. C'est pourquoi les lobules, nettement limités à la périphérie, se confondent peu à peu au centre du ganglion. C'est au niveau du hile que la capsule présente sa plus grande épaisseur.

Elle fournit une gaine aux vaisseaux qui pénètrent dans le parenchyme ou qui en sortent. Chez les sujets âgés, il existe en ce point une masse fibreuse relativement considérable, qui s'accroît aux dépens de la partie centrale du ganglion. C'est d'ailleurs là le point de départ à peu près constant de la sclérose des glandes lymphatiques, quelle qu'en soit la cause.

Les prolongements ont la même structure que la capsule, mais on ne trouve de fibres musculaires lisses qu'à leur origine.

II. — Le système caverneux dans le lobule ganglionnaire est situé immédiatement au-dessous de la capsule et des cloisons qu'elle envoie dans le ganglion. Il forme une enveloppe continue autour de la substance folliculaire, qu'il sépare constamment des cloisons fibreuses. Au centre, alors que les cloisonnements ont disparu, il sépare les uns des autres les tubes folliculaires. Le système caverneux a reçu différents noms suivant les diverses régions de son trajet : autour des follicules on le décrit sous le nom de sinus, plus loin sous celui de canaux lymphatiques, conduits ou espaces lymphatiques, etc. Quoi qu'il en soit, ces appellations multiples n'impliquent aucune modification de sa structure.

Il est essentiellement constitué par du tissu réticulé, à larges mailles, dont les fibrilles s'insèrent d'une part autour des masses folliculaires, d'autre part aux cloisons fibreuses émanées de la capsule elle-même ou aux prolongements qui accompagnent les vaisseaux.

Ces fibrilles laissent entre elles de très larges mailles, irrégulières dans leur forme et dans leur volume. Toute la surface du système caverneux est recouverte d'un endothélium dont l'existence a été pour la première fois démontrée par Recklinghausen à l'aide d'imprégnations au nitrate d'argent. Cet endothélium est constitué par une couche continue de cellules plates qui recouvrent la trame alvéolaire à la façon d'un vernis.

Quant au réticulum, il est formé d'éléments filiformes extrêmement ténus, limités nettement par un double contour, et réunis les uns aux autres de façon à constituer un réseau plus ou moins régulier. Ces filaments présentent toutes les réactions chimiques des fibrilles de la substance conjonctive ; ils ne diffèrent des faisceaux lamineux que par leur arrangement en réseau.

Les histologistes ont longtemps discuté sur la structure intime de ce réticulum.

Les premiers auteurs qui se sont occupés du tissu adénoïde, His, Kölliker, Frey, ont admis qu'il était constitué par des cellules ramifiées dont les prolongements s'anastomosaient à la façon du tissu muqueux. Cette opinion est encore admise en France et soutenue par MM. Robin et Cadiat. (Cadiat. *Traité d'anatomie générale*, 1881.) Mais les recherches de M. Ranvier ont démontré l'absence de cellules propres dans le réticulum des ganglions lymphatiques.

Sur des pièces traitées au pinceau après séjour dans l'alcool au tiers, il a pu débarrasser la trame de toutes les cellules qui encombraient ses mailles, et mettre en évidence la constitution fibrillaire du réseau, indépendante de tout élément cellulaire.

Cette interprétation est d'ailleurs conforme à ce que l'on observe pour les autres variétés du tissu conjonctif ; les fibrilles sont recouvertes d'une couche continue de cellules plates, qui sont seulement étalées à leur surface, sans prendre part à la formation des mailles du réseau.

Il est vrai que sur des préparations faites après injection interstitielle d'acide osmique ou de nitrate d'argent, les cellules endothéliales, étant fixées semblent se confondre absolument avec la trame, du moins au niveau des nœuds ou renflements formés par les anastomoses des fibrilles. Mais ces cellules disparaissent comme les autres sous le pinceau lorsqu'on n'a pas eu recours à ces réactifs pour les fixer. Toutefois les préparations faites après les injections interstitielles d'acide osmique présentent encore une particularité intéressante. On observe, non seulement au niveau des nœuds, mais sur différents points des travées du réticulum, de grandes cellules plates, de forme étoilée, émettant en divers sens des prolongements effilés qui semblent s'anastomoser avec les ramifications de cellules semblables plus ou moins éloignées. Ce sont surtout ces cellules étoilées qui paraissent se confondre avec la trame du ganglion en raison de leur forme ; mais à un examen minutieux et approfondi, si on les étudie en déplaçant légèrement l'objectif, on peut constater qu'elles ne sont pas absolument sur le même plan que les fibrilles du réticulum, et qu'elles se distinguent de celles-ci par la mise au point.

Ces cellules me paraissent répondre tout à fait à la description qu'a donnée le professeur J. Renaut, de Lyon, des cellules étoilées qui se trouvent à la surface des faisceaux conjonctifs (Arch. de physiologie, 1877).

Il est donc vraisemblable qu'il n'existe pas seulement sur les fibrilles du réticulum une couche de cellules plates étalées côte à côte, mais aussi des cellules étoilées analogues à celles du tissu conjonctif lâche et, comme celles-ci, s'anastomosant par leurs prolongements, sans se confondre avec la trame sous-jacente.

III. — La substance folliculaire du ganglion lymphatique en constitue la partie la plus importante. Elle se présente sous des aspects différents au centre et à la périphérie. Dans la couche corticale elle est constituée par des masses globuleuses irrégulièrement pyramidales, dont le sommet est dirigé vers le centre du ganglion. Ces masses arrondies sont les follicules. Ils sont séparés des cloisons fibreuses par le tissu caverneux (sinus des follicules). A leur partie inférieure ils se terminent par deux ou trois prolongements tubulés qui se dirigent vers la région centrale du ganglion. Ce sont ces prolongements qui ont été décrits sous le nom de tubes glandulaires, canaux médullaires, cylindres épithéliaux des ganglions, etc... et bien souvent la multiplicité des dénominations a nui à la netteté de leur description.

Aussi est-il important de répéter que ces divers noms désignent tous une seule et même chose : les prolongements tubulés qui émanent des follicules.

S'il est facile de concevoir la disposition des follicules qui sont fixés, et comme suspendus à la charpente fibreuse de la couche périphérique du ganglion par le réticulum du tissu caverneux ou sinus, il n'en est pas absolument de même pour les prolongements. Ceux-ci, après s'être séparés au sommet du follicule, se dirigent vers le centre, tantôt droits, tantôt flexueux ; ils passent d'un lobule à l'autre, grâce aux cloisons incomplètes, et s'anastomosent les uns avec autres, formant un lacis de tubes folliculaires conservant toujours une gaine fournie par le tissu caverneux. Il en résulte que le système folliculaire du ganglion est clos de toutes parts et constamment enveloppé par le système caverneux.

Quoique très différents en apparence, le tissu folliculaire et le tissu caverneux sont constitués par les mêmes éléments. Ils consistent essentiellement l'un et l'autre en tissu réticulé. Mais ici, le réticulum est formé de mailles beaucoup plus fines, chacune d'elles étant cinq ou six fois plus petite que les mailles des espaces lymphatiques. En même temps qu'elles sont plus petites ces mailles sont aussi plus régulières. Leur forme varie légèrement au centre et à la périphérie du follicule.

Au centre elles sont étalées, presque carrées ; à mesure qu'on se rapproche de la périphérie, on les voit plus grêles et plus allongées : d'abord losangiques, elles deviennent effilées, presque aplaties. Sur les bords du follicule elles sont légèrement épaissies par l'insertion des fibrilles de la substance caverneuse.

Cette circonstance jointe à l'aplatissement des mailles superficielles, donne au follicule l'apparence d'une masse revêtue d'une enveloppe, bien que cette enveloppe n'existe pas en réalité.

Les mailles du réticulum sont remplies de cellules rondes régulières, que la plupart des auteurs s'accordent à considérer comme des cellules lymphatiques. Elles adhèrent beaucoup plus intimement à la trame que celles de la substance caverneuse, et souvent le pinceau ne réussit pas à les détacher complètement.

Cependant MM. Robin et Cadiat décrivent les cellules qui remplissent les follicules comme des cellules épithéliales propres aux glandes lymphatiques. Cette interprétation serait basée sur la distinction de ces cellules et des leucocytes ou cellules lymphatiques, distinction que presque tous les auteurs déclarent impossible, et qui n'est même plus guère discutée aujourd'hui.

Je n'ai pas à reprendre, à propos du réticulum, les discussions que j'ai signalées à propos du tissu caverneux. Si les éléments qui le constituent sont plus ténus, plus serrés, la trame n'en reste pas moins la même dans les deux cas ; elle est formée de fibrilles anastomosées, à la surface desquelles on rencontre une couche continue de cellules plates, dont quelques-unes présentent des prolongements étoilés.

Les prolongements, ou tubes folliculaires, ont absolument la même structure que les follicules. On voit donc que les deux substances du ganglion lymphatique sont également constituées par du tissu réticulé. Elles ne diffèrent que par les dimensions des éléments et aussi par les rapports qu'ils présentent avec les vaisseaux.

IV. Les vaisseaux sanguins pénètrent dans le ganglion par le hile et par différents points de la périphérie, mais les vaisseaux appartenant à ce dernier groupe sont beaucoup moins importants que ceux du premier. Ils comprennent quelques rameaux artériels et veineux situés dans la capsule et qui pénètrent avec ses prolongements dans le parenchyme ganglionnaire, suivant les ramifications de la charpente fibreuse et envoyant quelques fins ramuscules dans la partie périphérique du système folliculaire.

Les vaisseaux qui pénètrent au niveau du hile sont beaucoup plus importants. Situés d'abord dans la masse conjonctive épaisse qui constitue le hile, ils se divisent pour suivre les cloisons fibreuses qui en émanent, puis envoient des branches qui traversent le système caverneux pour pénétrer dans les follicules et s'y diviser en capillaires. D'autres branches suivent les cordons folliculaires dont elles occupent le centre, et envoient des capillaires vers la périphérie.

Le point capital, c'est que tous ces vaisseaux artères et veines, n'émettent aucune branche dans le système caverneux. Ils ne font que le traverser ; mais les fibrilles du réticulum viennent s'entrecroiser sur la tunique externe des vaisseaux, notamment sur celle des artères, et leur constituent ainsi une sorte de tunique adventice formée par de très fines mailles analogues à celles de la périphérie des follicules et des cordons folliculaires. Cet envahissement progressif des tuniques artérielles par le tissu réticulé s'accentue à mesure qu'on se rapproche des follicules.

Dans le système folliculaire, les capillaires forment un réseau fin à mailles polygonales. Le réticulum se comporte avec ces capillaires comme le tissu caverneux avec les artères, mais on peut dire que les proportions sont à peu près gardées, de sorte que la membrane épithéliale des capillaires est doublée extérieurement d'une gaine très mince formée par du tissu réticulé. Eberth a signalé à la surface externe des capillaires la présence de cellules plates du tissu conjonctif, qui constitueraient un revêtement externe (périthélium) qu'il compare à l'endothélium.

En somme, le réseau des capillaires sanguins est absolument limité à la substance folliculaire ; les artères et les veines traversent le tissu caverneux sans lui fournir de divisions, mais leurs tuniques se laissent envahir progressivement par le tissu réticulé.

Les vaisseaux lymphatiques se divisent en vaisseaux afférents et vaisseaux efférents.

Les premiers arrivent au ganglion par la capsule ; les seconds en sortent au niveau du hile.

Les vaisseaux lymphatiques de la capsule après un trajet plus ou moins direct à travers ses différentes couches, communiquent directement et par de larges orifices, avec les espaces caverneux sous-jacents. Il n'existe pas dans le ganglion de vaisseaux lymphatiques isolés, en dehors du système caverneux qui constitue réellement un vaste réseau de gros lymphatiques.

Les vaisseaux efférents, en nombre variable suivant le volume et l'importance du ganglion, sortent au niveau du hile. On ne trouve qu'un tronc unique pour les petits ganglions ; les plus gros en possèdent un nombre variable, mais rarement plus de deux ou trois, tandis que les vaisseaux afférents sont toujours très nombreux. Les vaisseaux efférents communiquent à l'origine avec les espaces caverneux, sans être jamais directement en rapport avec le tissu folliculaire.

Les nerfs des ganglions lymphatiques sont encore totalement inconnus. Quelques auteurs ont signalé des rameaux nerveux sur la capsule et à l'origine des cloisons, mais on n'en rencontre pas dans le réticulum, ou du moins on ignore le trajet et la terminaison des nerfs observés dans la capsule.

Résumé. — En résumé, les ganglions lymphatiques sont constitués essentiellement par le tissu réticulé, qui s'y rencontre sous deux formes.

Un réticulum fin, à mailles très ténues, riche en capillaires sanguins, forme tout le système folliculaire.

Un réticulum beaucoup plus lâche, à larges mailles, dépourvu de vaisseaux sanguins propres, forme une gaine continue autour du premier.

Toute la trame est soutenue par une charpente fibreuse émanant de la capsule d'enveloppe.

On comprend que les aspects différents qui avaient servi de base à la division ancienne sont dus aux proportions variées des deux substances dans la couche corticale et dans la couche médullaire.

Le tissu folliculaire plus dense, prédomine dans la zone corticale qui lui emprunte sa consistance ferme et sa coloration blanchâtre. Réduit à l'état de cordons minces dans la couche centrale, il est comme perdu au milieu du tissu caverneux plus développé ; de là la plus grande mollesse de la zone médullaire et sa coloration, due au volume plus considérable des vaisseaux sanguins.

Les ganglions lymphatiques subissent de profondes modifications avec l'âge. La plus importante consiste dans la disparition progressive de la couche centrale qui, très développée chez l'enfant s'efface peu à peu et manque à peu près chez le vieillard où elle est remplacée par une masse fibreuse due à l'épaississement du hile.

Les ganglions du mésentère sont ceux qui résistent le mieux à cet envahissement scléreux, à l'état normal. Même chez les vieillards, la couche centrale conserve une certaine épaisseur, et le développement du tissu fibreux y est moins accentué que sur les ganglions des membres.

Follicules clos de l'intestin. — Les longs développements dans lesquels je viens d'entrer à propos des ganglions lymphatiques, me permettent de passer rapidement sur les autres organes lymphoïdes ; l'élément fondamental, c'est-à-dire le tissu réticulé, nous étant connu dans ses détails, il suffira de signaler les particularités propres à chacun de ces organes.

Immédiatement à côté des ganglions lymphatiques se placent les follicules clos, dont le nom seul indique déjà la parenté avec le système folliculaire des ganglions. Cependant les follicules clos présentent encore de grandes différences et il est nécessaire de les étudier suivant les régions qu'ils occupent. Les plus développés, ceux qui s'éloignent le moins de la substance ganglionnaire, sont les follicules clos de l'intestin grêle, et surtout ceux dont la réunion constitue les plaques de Peyer.

Je n'insisterai pas sur leur localisation à la portion de l'intestin qui fait face au bord mésentérique, ni sur la forme et l'aspect extérieur des plaques de Peyer : ces détails sont longuement étudiés dans les traités classiques d'anatomie descriptive.

Les follicules se distinguent à l'œil nu : on les reconnaît facilement sur une coupe fraîche de l'intestin; ils apparaissent comme de petits points blancs formant une ligne courbe à concavité dirigée vers le bord mésentérique. La muqueuse est manifestement épaissie à leur niveau : ils occupent sa couche profonde et sont situés par conséquent au-dessous du niveau des glandes de Lieberkühn, et au milieu des fibres musculaires de la muqueuse intestinale; cependant ils proéminent dans les couches superficielles de la muqueuse entre les glandes et les villosités qui forment à chacun d'eux une couronne assez complète au milieu des plaques de Peyer; c'est ce qui donne à la surface de la muqueuse cet aspect velouté tout spécial à la région.

Au niveau des follicules isolés, la disparition brusque des villosités et des glandes laisse une petite dépression au fond de laquelle se trouve le follicule recouvert immédiatement par l'épithélium. Cette dépression a été longtemps considérée comme l'orifice de ce que l'on croyait être une glande, mais il est de toute évidence qu'il n'existe aucun orifice, aucune communication directe des follicules avec la cavité intestinale.

On rencontre exceptionnellement de petits follicules qui sont situés profondément au-dessous d'une couche continue de glandes et de villosités.

La structure des plaques de Peyer est absolument analogue à celle des ganglions lymphatiques, on y retrouve, avec de très légères modifications, les mêmes éléments. Que l'on imagine un ganglion réduit à sa substance corticale étalée dans la couche profond de la muqueuse de l'intestin, et l'on aura une idée très exacte de la constitution d'une plaque de Peyer.

En effet, les follicules clos, plus régulièrement globuleux que ceux des ganglions, sont placés à côté les uns des autres, en séries linéaires, comme les follicules de la couche corticale du ganglion. Ils sont séparés par une zone plus claire analogue au système caverneux, et pour compléter l'analogie, le tissu conjonctif sous-muqueux envoie quelques prolongements dans les espaces interfolliculaires, qui rappellent les cloisons émanées de la capsule du ganglion.

Un examen plus minutieux confirme encore la ressemblance : les follicules clos sont constitués par un réticulum très ténu, dont les mailles plus larges au centre s'aplatissent à la périphérie, de façon à constituer une sorte de capsule comme celle qui a été signalée à la superficie du système folliculaire des ganglions. Les mailles du réticulum sont tapissées d'une couche de cellules plates. Les espaces sont remplis de cellules lymphatiques.

La zone plus claire qui sépare les follicules est formée d'un réticulum plus lâche qui se prolonge jusque dans les villosités, au pourtour des glandes et dans le tissu sous-muqueux, en se continuant par une transition presque insensible avec le tissu conjonctif de la muqueuse ; on voit ses travées s'épaissir de plus en plus et perdre la disposition réticulée pour se confondre avec les fibres conjonctives.

Les mailles sont également recouvertes de cellules endothéliales. Ce système caverneux est traversé par les vaisseaux sanguins et lymphatiques des villosités. Les artères subissent la transformation qui a été déjà décrite. Elles forment un anneau presque continu autour des follicules et se terminent dans le réticulum folliculaire par des capillaires radiés, dont la disposition ressemble un peu à celle des vaisseaux sanguins du lobule hépatique.(Descr. de Frey.)

Les lymphatiques communiquent largement avec les espaces caverneux et, à mesure que les travées deviennent plus épaisses, les vaisseaux lymphatiques s'isolent et deviennent plus distincts, constituant des vaisseaux efférents analogues à ceux des ganglions.

Les follicules isolés qui se rencontrent en très grand nombre dans le gros intestin et dans le reste de l'intestin grêle ne diffèrent des follicules agminés que par la dissémination des éléments, mais partout ils présentent la même structure et ils sont entourés d'un véritable sinus communiquant largement avec les lymphatiques des villosités qui sont leurs vaisseaux afférents, et les lymphatiques sous-muqueux, leurs vaisseaux efférents.

Il ne faut pas oublier que le nombre de ces éléments est extrêmement variable, sans que l'on puisse fixer aujourd'hui d'une façon précise les lois qui président à ces variations ; toutefois il faut tenir compte de cette particularité pour expliquer la marche de certaines lésions.

Follicules clos de l'estomac. — On sait que des follicules ont été signalés dans toutes les régions du tube digestif, non seulement dans l'estomac, dans l'œsophage, mais encore sur le pharynx et sur la base de la langue.

En général les follicules clos de l'estomac sont très peu développés; comme ceux de l'intestin, ils siègent dans la couche profonde de la muqueuse, mais si le réticulum du follicule est aussi net, les espaces caverneux sont beaucoup plus restreints, il existe à peine à la surface des follicules un petit anneau formé de tissu conjonctif à mailles lâches, mais n'ayant qu'une vague analogie avec le tissu réticulé des sinus lymphatiques.

Les follicules de l'œsophage sont encore plus rudimentaires et aussi plus rares. Quant à la région de l'isthme du gosier, elle est extrêmement riche en tissu adénoïde; la base de la langue, la muqueuse du pharynx contiennent de nombreux follicules clos, enfin les amygdales sont constituées en totalité par des follicules clos, disposés en séries régulières autour de dépressions de la muqueuee. Toutefois, ici encore, il existe une disproportion très marquée entre les deux éléments du ganglion lymphatique; tandis que le tissu folliculaire reste à peu près le même, le tissu caverneux fait défaut. On trouve à peine autour de ces follicules une couche conjonctive lâche accompagnant les vaisseaux sanguins; ce sont donc des ganglions très incomplets.

Follicules clos du larynx. — Les follicules clos du larynx décrits par Coyne peuvent être rapprochés de ceux de l'isthme du gosier avec lesquels ils ont de grandes ressemblances. Ils sont groupés principalement autour des ventricules, soit sur la corde vocale inférieure, soit sur la corde vocale supérieure. Bien qu'ils soient entourés d'une couche conjonctive plus lâche que celle qui entoure les follicules amygdaliens, on cherche en vain autour d'eux le système caverneux dont les alvéoles offrent de si larges communications avec les lymphatiques voisins.

Frey signale des follicules clos dans la conjonctive, mais ils sont encore plus rudimentaires que les précédents et ne présentent aucune particularité importante.

Quant au thymus et à la glande thyroïde, que l'on classe généralement parmi les organes lymphoïdes, leur structure est encore trop peu connue pour qu'il soit nécessaire de s'arrêter à leur description.

Structure de la rate. — La rate mérite une place à part dans cette description, car si elle présente de nombreuses analogies avec les ganglions lymphatiques, elle s'en distingue aussi par des particularités qui lui sont propres et qu'on ne rencontre dans aucun autre organe.

Je ne m'arrête pas sur sa forme, sur sa situation, sur le revêtement péritonéal qui tapisse toute sa surface externe, non plus que sur les replis épiploïques qui la relient à l'estomac.

Elle est, ainsi que les ganglions, entourée d'une capsule épaisse constituée par du tissu fibreux entremêlé de quelques fibres musculaires lisses. Cette capsule prend une part beaucoup plus grande que celle des ganglions à la structure du parenchyme. Au milieu du hile elle pénètre avec les vaisseaux sanguins, auxquels elle fournit des gaines épaisses, donnant naissance à de nouvelles ramifications qui vont se réunir à des prolongements émanés de la périphérie de la capsule. Le parenchyme splénique se trouve ainsi divisé en un très grand nombre de petites loges cloisonnées que séparent des travées fibreuses plus ou moins épaisses et continues. Ces travées ont une structure analogue à celle de la capsule elle-même, c'est-à-dire qu'elles sont formées de fibres lamineuses denses, parmi lesquelles se rencontrent quelques faisceaux de fibres musculaires lisses.

Les vacuoles de la trame fibreuse sont remplies d'une matière rougeâtre, dans laquelle on voit de petites masses globuleuses assez régulières, dont la coloration pâle tranche assez vivement au milieu de la substance violacée qui constitue la pulpe splénique. Ces corps globuleux ont été décrits depuis longtemps sous le nom de corpuscules de Malpighi. Ils semblent suspendus aux petites ramifications artérielles comme des fruits aux branches d'un arbre.

Ils ont une très grande ressemblance avec les follicules des ganglions lymphatiques dont ils présentent d'ailleurs absolument la structure : trame réticulée à mailles fines, offrant tous les caractères que nous connaissons au système folliculaire.

Mais en examinant avec attention des coupes de la rate, on reconnaît facilement que ces organes ne sont nullement isolés dans le parenchyme splénique : ils se continuent sans interruption avec les gaines lymphatiques épaisses qui accompagnent les artères dès leur entrée dans la rate. Ces gaines sont beaucoup plus développées que celles que l'on rencontre autour des artères dans les ganglions. Elles sont formées aux dépens de la tunique externe et de la tunique moyenne dont les éléments conjonctifs se sont transformés en tissu réticulé. Il en résulte que depuis leur entrée dans le parenchyme splénique, les artères sont en rapport avec du tissu folliculaire, qui a son plus grand développement au niveau des capillaires sanguins. On voit donc que cette première partie rappelle absolument la description des ganglions.

Mais la seconde partie en diffère notablement ; on sait que les follicules sont entourés d'une substance molle, rougeâtre, que l'on appelle la pulpe splénique. Cette substance correspond par conséquent aux espaces qui constituent dans les ganglions le système caverneux. Au lieu du tissu réticulé à mailles larges et irrégulières que l'on observe dans les sinus lymphatiques, on rencontre ici un système de canaux spéciaux constitués par des fibrilles arciformes qui s'insèrent à la périphérie des follicules et aux cloisons fibreuses. Ces fibrilles sont extrêmement ténues et beaucoup plus frêles encore que celles des follicules ; elles sont assez régulièrement disposées les unes au-dessous des autres et circonscrivent ainsi de longs tubes ou canaux formant un réseau caverneux très complexe autour du système folliculaire. Ces canaux de la pulpe splénique sont tapissés de cellules endothéliales toutes particulières.

Fusiformes, allongées dans le sens des canaux, c'est-à-dire perpendiculairement aux fibrilles de la trame, ces cellules sont simplement juxtaposées, d'après Frey, sans être soudées l'une à l'autre, de sorte que les canaux ne seraient que très incomplètement fermés.

Quoi qu'il en soit, ces éléments se reconnaissent avec une extrême facilité, car ils n'ont pas d'analogue dans le système endothélial. Ces canaux de la rate contiennent des cellules extrêmement variées : des globules rouges et des cellules lymphatiques, les unes et les autres plus ou moins modifiées. On rencontre de nombreuses cellules à plusieurs noyaux : quelques-unes contiennent à la fois des globules rouges et des leucocytes, les premiers paraissant incorpo rés aux seconds ; on y trouve en outre de très fines granulations, ressemblant à des globulins et de grosses cellules en voie de dégénérescence graisseuse.

Funke et Kölliker ont signalé de petites cellules jaunâtres, pourvues d'un noyau qu'ils considèrent comme des globules rouges en voie de développement.

Comme on le voit, le tissu caverneux qui entoure les follicules de la rate est occupé par du sang ; aussi Frey a-t-il avec raison donné de la rate cette définition qui est, pour ainsi dire, schématique :

« La rate est un ganglion lymphatique, dans lequel les conduits lymphatiques sont remplacés par des vaisseaux sanguins. »

La communication entre les capillaires et les veines a été l'objet de nombreuses discussions : Gray, Billroth, Kölliker, avaient pensé que les capillaires sanguins du réseau folliculaire venaient s'ouvrir directement dans les canaux veineux. Schweigger-Seidel décrit des vaisseaux spéciaux, dont la paroi serait exclusivement formée par des cellules fusiformes, semblables à celles de l'endothélium des canaux veineux. Key et Stiéda croyaient à l'existence de capillaires extrêmement fins, intermédiaires aux capillaires des follicules et aux canaux veineux. Mais les recherches de W. Müller (Ueber den feineren Bau der Milz, Leipzig et Heidelb, 1865), confirmées par Frey, ont démontré que cette communication se faisait d'une manière toute spéciale.

Il existe en effet, entre les follicules et les canaux veineux de la pulpe splénique, un tissu réticulé à mailles extrêmement fines et délicates, que remplissent les cellules multiformes, propres à la pulpe splénique, mélangées à des cellules lymphatiques. Or, pour W. Müller et Frey, des capillaires sanguins, le sang passerait directement entre ces cellules, sans parois propres, et viendrait ainsi rejoindre les canaux veineux.

Quoi qu'il en soit, sur des coupes de rate faites à l'état frais, on voit, tout autour du système folliculaire, de nombreux globules rouges, absolument mélangés aux cellules lymphatiques et aux cellules multiformes qui ont été décrites plus haut.

Les éléments du sang circuleraient donc dans ce reticulum, comme les éléments de la lymphe circulent dans les interstices du tissu conjonctif.

D'après les recherches de Tomsa, les lymphatiques propres de la rate, qui sont situés dans la capsule et dans ses prolongements, auraient également des communications très intimes avec le réseau des capillaires sanguins, dans le tissu adénoïde qui forme les gaines lymphatiques et les corpuscules de Malpighi.

Si l'on veut résumer l'ensemble des organes lymphoïdes, on voit que l'élément essentiel, fondamental, commun à tous ces organes, consiste dans une trame réticulée traversée par des capillaires sanguins, et dont les mailles sont remplies de cellules lymphatiques.

Le type le plus complet nous est fourni par les ganglions lymphatiques où les follicules sont entourés d'un réseau caverneux, ouvrant une large voie à la circulation lymphatique.

Mais si l'on suit tous les divers échelons de la série lymphoïde, on voit diminuer puis disparaître les sinus lymphatiques ; les follicules deviennent de moins en moins distincts des organes qui les entourent, et bientôt ils sont réduits à de simples modifications de la tunique externe et de la tunique moyenne des petites artères.

On peut donc regarder le système lymphoïde comme le lieu de réunion du système lymphatique avec les artères et les capillaires sanguins. Bien qu'il n'existe aucune communication directe entre ces deux ordres de vaisseaux, on voit néanmoins que leurs relations sont très intimes, et il est intéressant de constater la possibilité des échanges entre la circulation sanguine et la circulation lymphatique, dans les mailles du tissu réticulé.

Les recherches de M. Ranvier ont mis en lumière un point important : la multiplication des cellules lymphatiques, sous l'influence de l'oxygéne. Il est donc probable que c'est l'oxygène amené dans les mailles du tissu folliculaire par les globules rouges du sang, qui fournit aux cellules de la lymphe les éléments de leur nutrition et de leur reproduction.

Mais ce n'est pas là la seule fonction du tissu lymphoïde. Dans l'intestin, dans les ganglions du mésentère, le système folliculaire paraît jouer un grand rôle dans les phénomènes de l'absorption. Placé à la façon d'un filtre, sur le trajet du chyle, il contribue à son élaboration.

Que dire des follicules de la base de la langue, des amygdales, du pharynx, du larynx et de l'estomac?

Si ces derniers peuvent encore être des agents rudimentaires de l'absorption au niveau de l'estomac, il faut convenir qu'on ne sait rien de précis sur les fonctions des autres follicules. Ce n'est pas ici, d'ailleurs, que je puis aborder la discussion de ces points controversés.

CHAPITRE II.

HISTORIQUE.

Bien que l'anatomie pathologique ne tienne qu'une place relativement restreinte parmi les nombreux ouvrages qui ont été publiés sur la fièvre typhoïde, il serait impossible d'analyser ici la longue liste des travaux consacrés à cette matière. Aussi, mon intention est-elle de signaler seulement les phases importantes qu'offre l'histoire anatomique de la dothiénentérie, envisagée principalement au point de vue des organes lymphoïdes.

Dès le XVIIe siècle, Baillou. Baglivi, Spigel, essayaient timidement de localiser les fièvres. Ces auteurs ont signalé des lésions intestinales dans certains groupes fébriles. Chirac (1694), dans un Traité des fièvres graves observées à Rochefort, annonçait que dans les fièvres malignes, la muqueuse gastro-intestinale était profondément altérée. Mais ces affirmations vagues ne reposent sur aucune observation anatomique précise, aussi, ne devons-nous pas nous étonner de les voir passer inaperçues. Ces essais incomplets de localisation, ne pouvaient ébranler le vieux dogme de l'essentialité du processus fébrile.

Röderer et Wagler (Fièvre muqueuse de Goettingen 1772) décrivirent également des lésions intestinales, mais sans modifier les idées reçues.

Prost (1804) est déjà beaucoup plus affirmatif en ce qui concerne la constance des lésions intestinales, dans les « fièvres muqueuses, gastriques, adynamiques ». Quelques années plus tard, Petit et Serres (1812), dans leur traité de la fièvre entéro-mésentérique, indiquent, par le titre même de leur ouvrage, un progrès sensible ; à l'observation des lésions intestinales, s'ajoutait celle des altérations ganglionnaires.

Les recherches de Bretonneau (1818-1826), publiées par Trousseau dans les Archives générales de la médecine (1826), fournirent déjà des documents plus précis, notamment en ce qui concerne l'évolution des ulcérations de l'intestin.

Mais c'est réellement avec Louis (1829), que l'étude de la fièvre typhoïde entre dans une nouvelle période. Il décrit minutieusement tous les divers degrés des lésions intestinales, les altérations des ganglions mésentériques, et, fidèle à sa méthode de scrupuleuse observation, il passe en revue les modifications que présentent tous les organes de l'économie, alors même qu'il ne peut établir les relations qui unissent ces lésions à la fièvre typhoïde. Aussi, peut-on dire que la description de Louis est restée absolument classique ; on y rencontre tous les détails que pouvait révéler l'examen des organes à l'œil nu.

Jusqu'à l'intervention du microscope, les divers auteurs sont restés tributaires de Louis. Ils n'ont fait que reproduire sa description, en n'y ajoutant que de très légères modifications.

Cruveilhier, bien qu'il ait étudié longuement les lésions scrofuleuses et tuberculeuses dans les ganglions, ne donne qu'une très petite place à l'altération typhoïde.

Cependant Rokitansky, insistant sur les caractères particuliers des productions typhiques, poussait l'Ecole de Vienne à de nouvelles recherches dans ce sens.

Avec le microscope, commence encore une nouvelle

phase, qui permet de continuer et de poursuivre, dans ses moindres détails, l'œuvre de Louis.

Virchow signale les multiplications des cellules dans la muqueuse intestinale et dans les ganglions mésentériques; il insiste longuement sur cette prolifération qui est, pour lui, la cause principale de l'hypertrophie, que quelques auteurs expliquaient par une simple exsudation interstitielle.

Sous l'impulsion de Rokitansky, l'Ecole de Vienne étudie la spécificité du processus typhique (1860-1870). Une cellule typhique considérée comme caractéristique de l'inflammation typhoïde, fut même décrite et représentée par Gruby, Vogel, Bennett.

Le travail le plus complet est dû à Hoffmann (1869. Untersuchungen über die pathologisch anatomischen Veranderungen der Organen beim abdominal Typhus). Il donne une description histologique assez détaillée de toutes les lésions viscérales de la fièvre typhoïde, et cet ouvrage a servi de base à la plupart des descriptions ultérieures. Rindfleisch (1872) défend la spécificité absolue du processus typhique qu'il généralise à tous les organes lymphoïdes.

En France, M. le professeur Cornil a publié à plusieurs reprises diverses recherches sur les lésions de l'intestin (Arch. de Phys., 1870), sur celles des ganglions et de la rate (Gazette des Hôpitaux, 1875).

Il a fait connaître principalement les altérations que présentent les glandes et les villosités dans le voisinage des lésions de l'intestin.

Plusieurs observations publiées dans les bulletins de la Société anatomique. par MM. J. Renaut, Gombaut, Cadiat, ont apporté de nouveaux documents.

Enfin, dans ces dernières années, deux observations de

laryngo-typhus, dues à M. le professeur Cornil et à L. Galliard, et la thèse de A. Chauffard, sur les troubles gastriques, ont mis en lumière les détails de complications importantes mais peu connues jusqu'ici.

En résumé, l'anatomie pathologique de la fièvre typhoïde a présenté trois phases très distinctes :

La première, pleine de confusion et d'obscurité nous fait assister à de vagues essais de localisation et à d'infructueuses luttes contre le principe de l'essentialité des fievres graves. Cependant on y trouve déjà l'indication de lésions intestinales dans certaines pyrexies.

Dans la deuxième période, Louis et ses continuateurs font connaître avec une admirable précision tous les détails anatomo-pathologiques appréciables à l'œil nu.

La troisième période est celle des études histologiques. L'intervention du microscope permet de pénétrer les phénomènes intimes de l'altération typhoïde.

CHAPITRE III.

PREMIÈRE PARTIE.

LÉSIONS DES GANGLIONS MÉSENTÉRIQUES.

Examen à l'œil nu. — La plupart des auteurs décrivent un type à peu près uniforme des ganglions mésentériques dans la fièvre typhoïde.

Deux caractères surtout ont frappé les observateurs : la tuméfaction et le ramollissement des glandes mésentériques, c'est là la base de toutes les descriptions classiques.

Cependant, même à l'œil nu, les ganglions lymphatiques du mésentère sont bien loin de présenter un aspect identique aux différentes périodes de la maladie.

Volumineux et très durs au début de la fièvre typhoïde, ils s'affaissent dans les jours qui suivent, restent longtemps mous et flasques, puis s'atrophient en même temps qu'ils deviennent durs et résistants, ou subissent une destruction plus ou moins complète.

On peut diviser en trois périodes l'évolution des lésions ganglionnaires : c'était, d'ailleurs, la division qu'avait indiquée Louis.

La première période est assez facile à limiter : elle dépasse rarement le premier septénaire. Il est beaucoup plus difficile de séparer les deux autres ; la deuxième varie de dix à vingt jours et se continue par une transition insensible avec la troisième, dont la durée est pour ainsi illimitée.

I. Première période. — Lorsqu'on examine les ganglions du mésentère à l'état sain, on ne peut se faire une idée du volume considérable qu'ils peuvent atteindre au début de la fièvre typhoïde. En effet, il faut une dissection minutieuse pour découvrir les ganglions normaux entre les deux feuillets du mésentère. Ils ont pour la plupart un volume qui ne dépasse guère celui d'une lentille, et souvent ils semblent perdus au milieu de petits lobules graisseux de la région. Ils sont éloignés les uns des autres, et ce n'est que sur des pièces injectées que l'on peut suivre les voies lymphatiques qui les mettent en communication.

Dans les premiers jours de la fièvre typnoïde, du sixième au huitième, ils atteignent des dimensions invraisemblables. Dans deux des cas que j'ai observés, les ganglions mésentériques avaient littéralement *la grosseur d'un œuf de pigeon.* Dans les cas ordinaires, ils sont régulièrement gros comme des noix ou de grosses noisettes.

Si complète que soit la description de Louis, elle n'indique pas un tel développement des glandes mésentériques. Il les compare communément à des noisettes : les auteurs qui ont reproduit le tableau de Louis n'ont pas insisté sur ce point. Seul, Murchison signale un volume aussi exagéré des ganglions qu'il compare à un œuf de pigeon.

Ce fait est loin d'être exceptionnel comme on serait tenté de le croire : on le rencontre très fréquemment sur la fin de la première semaine.

Les ganglions forment alors de véritables tumeurs, et si l'on veut comparer cette tuméfaction à leur état normal, on conviendra que l'économie fournit peu d'exemples d'une pareille hypertrophie purement inflammatoire.

Dans les diverses adénites aiguës, dans les adénites consécutives à la tuberculose de l'intestin ou du péritoine, les ganglions ne présentent que d'une façon très exceptionnelle un semblable développement.

Si j'insiste sur ce point, c'est parce qu'il me paraît donner une idée assez nette de l'intensité et de la rapidité du processus typhique.

Le plus souvent, les ganglions ainsi hypertrophiés sont réunis, serrés les uns contre les autres. Ils communiquent très largement et souvent paraissent se continuer bout à bout. Dans quelques cas, ils ont des connexions assez intimes pour qu'il soit difficile de les séparer par la dissection. Ils forment alors de véritables chaînes continues qui s'étendent au-devant de la colonne vertébrale et rappellent vaguement la disposition du pancréas d'Aselli du lapin.

A cette période, les ganglions mésentériques sont loin d'être ramollis, comme on le dit généralement. Ils sont durs, rénitents et conservent leur forme globuleuse lorsqu'on les a séparés du mésentère. Ils n'ont aucune tendance à s'affaisser, à s'aplatir. Ils présentent une coloration rosée, sur laquelle on voit par places des striations plus rouges, formées par les vaisseaux dilatés. Sur la coupe, la coloration est à peu près la même qu'à la surface de la capsule, quoique un peu plus uniforme. Les vaisseaux distendus s'y présentent sous la forme de globes rougeâtres. La congestion est souvent telle que dans quelques cas on croirait voir à l'œil nu des petits foyers hémorrhagiques.

L'aspect des ganglions est loin d'être uniforme sur toute l'étendue du mésentère. Les plus volumineux sont en général ceux qui correspondent à l'iléon et qui siègent au niveau de l'angle iléo-cæcal. Mais ce rapport entre le développement des ganglions et le siège habituel des lésions intestinales n'a rien d'absolu. J'ai rencontré des ganglions mésentériques notablement altérés, alors qu'il n'existait aucune ulcération sur l'intestin grêle, le gros intestin seul étant criblé d'ulcérations.

Cependant on peut dire que les lésions ganglionnaires présentent plus d'uniformité que les lésions intestinales. Les ganglions du mésentère participent tous, plus ou moins, au processus typhique, et l'envahissement se fait d'une façon assez régulière. On ne trouve pas, en général, de ganglions sains ou légèrement altérés au milieu de ganglions énormes.

De plus, alors même que l'on observe des différences marquées dans le volume des glandes mésentériques, la coloration rosée, l'aspect globuleux sont à peu près uniformes et caractérisent suffisamment le début de la dothiénentérie.

Si quelquefois les ganglions tuberculeux sont susceptibles d'un développement aussi exagéré, ils restent le plus souvent pâles et renferment, en outre, des foyers caséeux, tandis que la coupe des ganglions typhiques à cette période ne présente aucun foyer d'élimination. Quant aux adénites aiguës du mésentère qui peuvent accompagner la péritonite, quelle qu'en soit la cause, elles ne déterminent pas du côté des ganglions des phénomènes aussi intenses et aussi généralisés.

II. Deuxième période. — La seconde période commence à peu près avec le second septénaire. Les ganglions un peu moins volumineux que les précédents sont surtout modifiés dans leur aspect. Gros comme de petites noix ou comme des noisettes, ils n'ont plus leur forme globuleuse, ils s'aplatissent et s'affaissent lorsqu'on les a séparés du mésentère. Leur consistance est molle : leur couleur varie du roseau violet; les stries rougeâtres formées par les vaisseaux à leur surface ont à peu près disparu.

Ce sont, d'ailleurs, les ganglions qui ont été généralement décrits comme le type des lésions ganglionnaires de la fièvre typhoïde. Ce fait s'explique par la fréquence plus grande de la mort au cours du deuxième ou du troisième septénaire. Néanmoins, je crois qu'il importe de distinguer et de décrire à part l'altération du début. Dans toutes les autopsies où il s'agissait de dothiénentériques ayant succombé du cinquième au huitième jour, j'ai constamment rencontré la tuméfaction énorme et l'aspect globuleux que j'ai signalés plus haut. Ces altérations coïncidaient d'ailleurs avec l'absence d'ulcérations intestinales.

Les ganglions ramollis correspondent à la période des ulcérations intestinales : je les ai rencontrés constamment du dixième au vingtième jour et en l'absence de tout ganglion dur ou globuleux.

J'aurai l'occasion de décrire à chacune de ces périodes des lésions histologiques particulières.

Comme dans les cas précédents, on peut constater le rapprochement, la soudure apparente des ganglions mésentériques, mais la surface du mésentère est beaucoup moins irrégulière, moins bosselée.

On ne saurait invoquer ici la comparaison avec des tumeurs comme dans la première période.

A la coupe, on voit que la partie centrale du ganglion est molle, remplie d'une matière pulpeuse, d'autant plus abondante qu'il s'agit d'une époque plus avancée de la maladie. On voit par places de petits amas puriformes, ayant l'apparence d'abcès miliaires, mais on ne trouve pas d'abcès véritables, s'accompagnant d'une perte de substance appréciable du parenchyme ganglionnaire. Bien que la présence d'abcès dans les ganglions soit admise par la plupart des auteurs, je n'ai pas eu l'occasion d'en *rencontrer à cette période*, et je crois qu'il est rare d'en observer avant le vingtième jour.

Il est bien entendu qu'on ne saurait rechercher une précision mathématique dans la séparation des deux périodes que je viens d'indiquer. Le passage de la première à la seconde se fait d'une façon à peu près insensible, et si j'ai décrit les types qui me paraissent propres à chaque période, je ne saurais passer en revue toutes les formes intermédiaires.

En général, le ramollissement commence par les ganglions situés dans le voisinage de l'iléon. Il s'étend assez promptement aux autres glandes mésentériques, et si, vers le dixième jour, on rencontre encore quelques ganglions durs et globuleux, il est exceptionnel d'en rencontrer après le douzième jour.

III. Troisième période. — Les lésions de la troisième période sont encore plus vagues, plus difficiles à limiter et à préciser. Elles dépendent avant tout de la marche de la maladie. Tantôt, en effet, les ganglions reprennent peu à peu leur aspect normal, tantôt, au contraire, il s'établit un arrêt d'évolution qui les maintient pour ainsi dire indéfiniment dans cet état de mollesse que je viens de décrire. Dans d'autres cas, enfin, ils se rétractent, s'atrophient au point de tomber au-dessous du volume normal. Ce sont ces différents états qui constituent la troisième période. Comparable à la période de réparation des ulcérations intestinales, elle peut comme celle-ci faire défaut, et on voit le ramollissement se prolonger, la seconde période persister.

Le début des modifications conduisant à la réparation est très difficile à préciser. On peut l'observer en général vers la fin de la troisième semaine, rarement plus tôt, quelquefois plus tard.

Dans le cas où les malades ont succombé à un accident quelconque, les lésions intestinales étant réparées, on voit que les ganglions ont peu à peu diminué de volume. Leur consistance est plus ferme : de violets ils deviennent grisâtres, jaunâtres, et dans l'espace de deux à trois semaines, ils reprennent leur aspect normal. Mais ils conservent longtemps encore des stries pigmentées irrégulières qui se voient non seulement sur la capsule, mais qu'on retrouve encore à la coupe dans divers points du parenchyme.

Quelquefois ils diminuent très rapidement de volume, leur mollesse fait place à une dureté croissante, et vers la fin du deuxième mois, ils ont l'aspect et la consistance de petits pépins de fruits.

On voit alors sur les coupes des bandelettes fibreuses qui partant du lobe, se rendent à la capsule, divisant le ganglion en un certain nombre de segments qui ne contiennent plus qu'une très petite quantité de tissu réticulé.

Dans quelques cas, le ramollissement des ganglions augmente de jour en jour, sans que leur volume se modifie notablement. Conservant encore la grosseur d'un haricot, ils sont flasques, aplatis, de coloration ardoisée. La coupe fait voir qu'ils sont remplis d'une matière pulpeuse abondante qui tombe au lavage. C'est également dans ces cas que l'on rencontre des abcès plus ou moins étendus, entraînant une destruction partielle de la substance ganglionnaire.

En général, cette dernière forme coïncide avec la persistance et l'atonie des ulcérations intestinales. On la rencontre principalement chez les personnes âgées, dont les lésions se réparent beaucoup plus lentement.

Dans toutes les autopsies, je me suis assuré avec soin de l'état des ganglions lymphatiques des autres régions. Presque constamment les ganglions bronchiques présentaient un certain degré de tuméfaction, mais je n'ai jamais observé dans ces ganglions la forme globuleuse et la dureté des glandes mésentériques au début, non plus que les autres transformations que j'ai signalées plus haut. Quant aux ganglions des régions inguinales, axillaires, carotidiennes, ils étaient le plus souvent intacts, d'apparence normale, et dans les rares cas où ils présentaient une légère tuméfaction, il existait des lésions de voisinage suffisantes pour expliquer l'adénite. On verra plus loin que l'examen histologique ne m'a pas permis de constater de lésions de ces ganglions.

DEUXIÈME PARTIE

ÉTUDE HISTOLOGIQUE DES LÉSIONS, DES GANGLIONS MÉSENTERIQUES.

Technique. — En raison de la difficulté toute spéciale que présente la préparation du tissu réticulé en général, et celle des ganglions lymphatiques en particulier, je crois utile de signaler les procédés qui m'ont le mieux réussi pour cette étude.

J'ai suivi la technique indiquée par M. Ranvier, et qui consiste essentiellement à laisser séjourner les pièces dans l'alcool au tiers, puis à traiter les coupes par le pinceau. On dégage ainsi très suffisamment les mailles du réticulum, et d'autre part il reste assez de cellules en place pour que l'on puisse étudier leurs lésions. Cependant il faut avoir soin d'examiner comparativement des coupes qui n'ont pas subi l'action du pinceau, sans cette précaution on risquerait de se tromper sur le degré de la congestion et de la prolifération cellulaire.

J'ai eu recours également à des injections interstielles d'acide osmique faites avec une solution à 1/100. En opérant successivement deux ou trois injections dans le même ganglion, la distension que l'on amène dans les mailles dispense ultérieurement de l'usage du pinceau, et les pièces obtenues par ce procédé sont d'une netteté très remarquable.

J'ai usé du même moyen pour la rate.

Quant à l'intestin, les préparations les plus favorables qu'on peut en faire sont celles que l'on obtient à l'état frais après durcissement par la congélation. On les plonge immédiatement dans l'alcool au tiers, et au bout de quelques minutes elles peuvent être traitées au pinceau ou montées directement.

Le choix des matières colorantes ne manque pas d'importance : le picro-carmin et l'hématoxyline donnent seuls des résultats nets et précis, indiquant très bien les différences que présentent les éléments sains ou altérés.

Causes d'erreurs. — Putréfaction. — L'examen microscopique de ces altérations constitue la partie la plus importante du sujet, puisqu'il permet seul d'analyser les phénomènes intimes de l'adénite typhoïde et d'en préciser la marche.

Outre les difficultés matérielles que présente la préparation des ganglions lymphatiques, il faut encore tenir compte des altérations dues à la décomposition cadavérique. On sait, en effet que ce travail de décomposition débute ordinairement sur le tube digestif et dans son voisinage, et si l'on a la ressource d'injecter dans l'estomac ou dans l'intestin divers liquides conservateurs, pour fixer les éléments de ces muqueuses aussitôt après la mort, ce moyen n'est d'aucun secours lorsqu'il s'agit des ganglions. Aussi au moment des chaleurs de l'été, on perd inévitablement un grand nombre de pièces. De plus, cette même influence est de nature à gêner souvent dans l'interprétation des lésions, lorsque l'on se croit en droit d'en attribuer une part à la décomposition.

Je me suis efforcé de me tenir en garde contre cette cause d'erreur, et je crois avoir réussi. Les altérations cadavériques ont d'ailleurs des caractères propres qui les font reconnaître assez facilement, et indiquent au moins la nécessité de rejeter comme suspecte toute préparation qui les présente. Je ne parlerai pas des cas où les ganglions d'aspect noirâtre s'écrasent à la moindre pression du doigt et laissent échapper de petites bulles gazeuses ; cet aspect répond à un état avancé de pourriture, et ne saurait laisser subsister le moindre doute. Mais quelquefois, alors que la consistance et l'aspect extérieur sont peu modifiés, l'altération des éléments peut être assez complète pour entraver toute étude histologique. Dans ces cas on est averti déjà par de petits détails de la préparation : les pièces durcissent mal ; c'est en vain que l'on suivra les règles les plus minutieuses d'une bonne technique, on n'arrive qu'à donner aux pièces une consistance demi-molle, élastique, qui ne permet pas de faire de bonnes coupes. De plus, si l'on arrive à faire quelques préparations d'une épaisseur à peu près satisfaisante, on rencontre vis-à-vis des matières colorantes la même résistance que les fragments offraient au durcissement. Quels que soient les réactifs employés, les pièces prennent une coloration à peu près uniforme : les éléments ont perdu la sélection des couleurs, si favorable à l'histologie dans les tissus sains.

Les cellules sont notablement modifiées ; elles ont toutes une apparence granuleuse, et une forme rappelant vaguement celle de certains cristaux. En général on doit se défier des pièces qui ne donnent que de mauvais résultats, alors que la technique a été irréprochable. Aussi doit-on soigneusement rejeter toutes les préparations suspectes, répondant aux caractères que je viens de signaler, et ne réserver pour l'étude que des préparations régulières, suffisamment et nettement colorées.

Tel est le précepte que je me suis efforcé de suivre constamment dans ce travail.

Lésions histologiques. I. PREMIÈRE PÉRIODE. — Lorsqu'on examine une préparation faite sur les gros ganglions de la première période, on est tout d'abord frappé de la confusion des éléments. Tandis que sur la coupe d'un ganglion normal on distingue très nettement, à un faible grossissement, les larges mailles du réseau caverneux entourant le système folliculaire, ici, il est impossible de reconnaître la limite des deux substances :

Toute la surface de la préparation est occupée par des cellules pressées les unes contre les autres. On distingue à peine la capsule, dont les faisceaux fibreux sont envahis également par de nombreuses cellules. On voit çà et là de larges traînées jaunâtres, formées par les globules rouges qui remplissent les vaisseaux dont on ne reconnaît qu'avec peine les parois. Cette congestion des vaisseaux se rencontre, non seulement dans les vaisseaux propres des ganglions, mais encore dans ceux qui occupent la capsule ou ses prolongements.

Tels sont, en effet, les deux caractères principaux de cette première période : congestion très intense et multiplication des cellules.

La distension des vaisseaux est portée a un degré extrême : nous avons vu qu'à l'œil nu on pouvait croire à l'existence de petits foyers hémorrhagiques. Au microscope, cette apparence persiste sur certains points, et on rencontre des amas de globules rouges si considérables, qu'à un faible grossissement on pourrait les croire extravasés, mais il suffit d'un examen un peu attentif, pour faire découvrir les parois vasculaires. Celles-ci ne présentent aucune solution de continuité, mais elles sont remplies de cellules embryonnaires qui ont envahi toutes les tuniques, et rendent quelquefois la recherche de ces parois difficile.

La capsule, considérablement épaissie, est aussi infiltrée de cellules embryonnaires, de même que ses prolongements.

Les cloisons ne sont plus indiquées que par quelques fibres conjonctives que l'on distingue à peine au milieu des cellules.

L'adhérence des cellules à la trame des ganglions, est plus prononcée qu'à l'état normal. Même sur les pièces qui ont séjourné dans l'alcool au tiers, on ne les détache que difficilement et d'une façon très incomplète par le pinceau.

Le réticulum, plus friable, se laisse déchirer : c'est dans les points voisins de ces déchirures que les cellules un peu dissociées se prêtent le mieux à l'étude. On voit qu'elles consistent pour la plupart en cellules lymphatiques, caractérisées par un noyau rond, volumineux, sans protoplasma.

On voit au milieu d'elles quelques cellules polygonales en petit nombre : celles-ci, plus volumineuses, contiennent plusieurs noyaux.

On voit que cette première période consiste essentiellement dans la dilatation des vaisseaux et dans la prolifération des cellules lymphatiques du ganglion. Il ne se produit aucun exsudat qui aurait pour effet de séparer, de dissocier les cellules. L'énorme hypertrophie du début, que j'ai décrite avec insistance, est donc due simplement à l'augmentation de volume des vaisseaux et à la multiplication des cellules.

II. Deuxième période. — Il s'agit ici des ganglions volumineux, mais déjà ramollis, que l'on rencontre au deuxième septénaire de la maladie.

Sur les pièces préparées sans avoir recours au pinceau, on voit que les ganglions diffèrent très sensiblement des précédents,

Bien que la capsule et ses prolongements soient infiltrés de cellules nombreuses, la distinction des divers éléments de la glande est un peu plus facile, et elle devient plus nette vers le quinzième jour.

Le système caverneux contient encore de nombreuses

cellules plus ou moins déformées, mais ses mailles forment autour des follicules une zone plus claire.

Le pinceau dégage facilement des cellules qu'il contient le reticulum, qui apparaît légèrement épaissi; ses fibrilles sont moins nettement dessinées qu'à l'état normal. La capsule et les cloisons fibreuses du ganglion sont, comme dans la première période, très épaissies et farcies de cellules lymphatiques ; cependant, les faisceaux de tissu conjonctif sont plus nets et plus distincts que dans la période précédente.

Les vaisseaux sont toujours dilatés, largement ouverts, mais ils sont vides pour la plupart; quelques-uns seulement contiennent encore des globules rouges.

Les artères présentent presque partout des modifications plus ou moins accentuées : tantôt leurs parois sont presque effacées et semblent se confondre avec le tissu du ganglion; tantôt elles sont épaissies et remplies de cellules embryonnaires. Dans ce cas, la tunique interne est déformée, et des végétations se montrent à sa surface, faisant saillie dans la lumière du vaisseau.

Les parois des veines sont généralement peu modifiées, et leur calibre contient presque toujours des globules sanguins. Les capillaires sont dilatés, leurs cellules endothéliales légèrement tuméfiées.

Mais les nombreuses cellules, qui remplissent la trame du ganglion, présentent ici des caractères particuliers, et qui exigent quelques développements. Au lieu des cellules rondes, à peu près régulières, que je décrivais plus haut, le champ du microscope offre les cellules les plus variées. Ce sont d'abord de petits éléments arrondis, réguliers, qui répondent manifestement à la description commune des cellules lymphatiques. Mais, avec eux, on rencontre un nombre beaucoup plus considérable d'éléments nouveaux, de forme irrégulière, polygonale, étoilée, etc..., constitués par une masse protoplasmique contenant un ou plusieurs noyaux.

Ces cellules sont de volume très inégal : les plus petites ont deux ou trois fois les dimensions des leucocytes, les plus grosses ont un volume cinq ou six fois plus considérable. La plupart de ces cellules ne contiennent qu'un ou deux noyaux, mais quelques-unes en ont jusqu'à cinq ou six.

Quoi qu'il en soit, petites ou grosses, elles se distinguent des cellules lymphatiques par l'abondance de leur protoplasma et par leur configuration irrégulière. Elles sont cependant partout mélangées aux cellules de la lymphe, dans la substance folliculaire, comme dans le système caverneux. Les noyaux se colorent absolument comme les leucocytes avec les divers réactifs, mais le protoplasma prend toujours une coloration plus pâle, à peine jaunâtre, avec le picro-carmin, très légèrement bleuâtre, avec l'hématoxyline. Souvent même, il reste complètement incolore et conserve un aspect vitreux tout particulier, sur lequel tranche la coloration nette des noyaux. C'est surtout du quinzième au vingtième jour que se manifeste cette transformation vitreuse du protoplasma.

Ces cellules ont, depuis longtemps, attiré l'attention des histologistes qui ont étudié les lésions intestinales ou ganglionnaires de la fièvre typhoïde. M. J. Renaut (Bulletin de la Société anatomique de 1874) a insisté sur l'abondance de ces cellules et sur leur configuration bizarre. Il les compare aux myéloplaxes de la moelle des os.

M. Cornil a également signalé la présence de ces cellules qu'il rattache à l'endothélium des espaces lymphatiques.

Mais, c'est dans le Traité d'histologie pathologique de Rindfleisch que l'on rencontre l'étude la plus complète sur ce détail. Il a constaté la présence de ces cellules dans les ganglions mésentériques, et aussi dans le tissu réticulé de la muqueuse intestinale, et il leur attribue une grande importance dans sa conception du processus typhique. Pour lui, ces cellules dériveraient des cellules lymphatiques par l'accroissement rapide du protoplasma et la multiplication des noyaux.

Elles constitueraient *l'élément spécial, caractéristique, du processus typhique*, et justifieraient ainsi la théorie qu'a longtemps défendue l'Ecole de Vienne.

C'est sur la présence de ces cellules et sur leur modifications, qu'il édifie sa théorie de l'inflammation spécifique de la fièvre typhoïde. Ce processus comprendrait deux phases .

La première, qu'il appelle l'état médullaire (d'après Rokitansky), répond à la dilatation des vaisseaux et à la transformation des cellules lymphatiques qui, de l'état embryonnaire, se rapprocheraient de l'état épithélial par l'accroissement de leur subtance protoplasmique.

La deuxième comprend la régression de ces éléments qui, devenus graisseux, s'élimineraient par la voie des vaisseaux lymphatiques, ou aboutiraient à la formation d'eschares, comme cela a lieu pour les plaques de Peyer.

Ainsi formulée, cette théorie est trop affirmative, et la spécificité du processus typhique est repoussée par la plupart des auteurs (Murchison, Cornil et Ranvier, etc.).

En effet, ces grosses cellules, que leur aspect permet de désigner sous le nom de cellules épithélioïdes, ne sont pas l'apanage exclusif de la fièvre typhoïde. On les rencontre à l'état normal dans la rate, dans la moelle des os, et en trè petite quantité dans la plupart des organes lymphoïdes. A l'état pathologique, elles se trouvent déjà en quantité notable dans les ganglions enflammés. Je les ai rencontrées dans les ganglions mésentériques de sujets qui avaient succombé à des péritonites purulentes, et dans des adénites provoquées expérimentalement chez des animaux. On ne saurait donc faire un élément spécifique d'une cellule commune à divers états normaux et pathologiques.

Il n'existe pas plus de cellule typhique, qu'il ne saurait exister de cellule cancéreuse ou tuberculeuse,

Cependant, ces réserves faites, je dois déclarer que le développement considérable de ces cellules, que leur multiplicité donnent à l'inflammation typhoïde une physionomie toute particulière, et qui suffirait à la faire reconnaître. Jamais, en effet, je n'ai rencontré dans les adénites aiguës, d'origine diverse, dans les ganglions énormes des scrofuleux ou des leucémiques, une pareille accumulation de cellules épithélioïdes. Elles encombrent littéralement les mailles du réticulum, et, bien qu'on les rencontre surtout dans le système caverneux où elles sont plus nombreuses que les cellules lymphatiques, elles existent aussi dans le système folliculaire; mais c'est principalement dans les larges mailles du réseau caverneux que se rencontrent les cellules les plus volumineuses et les plus modifiées.

Quant à leur origine, je pense qu'elle ne saurait être rapportée aux cellules endothéliales du réticulum. Il est très possible que quelques-unes appartiennent à l'endothélium, mais leur nombre considérable, leur présence constante dans les mailles du réticulum et non pas sur les fribrilles, enfin leur apparition à une époque déterminée, toujours la même, me semblent venir à l'appui de la théorie de Rindfleisch, qui les fait dériver des cellules de la lymphe. M. le professeur Cornil avait d'ailleurs indiqué cette origine probable des cellules multiformes observées dans les plaques de Peyer (Arch. de phys., 1870). Depuis, l'importance qu'a prise l'étude de l'endothélium à l'état normal a fait reléguer au second plan les lésions des cellules lymphatiques.

Dans la plupart de mes observations il semble qu'on peut assister pour ainsi dire à la transformation des cellules (1) lymphatiques. Souvent on rencontre à la fois sous le champ du microscope toutes les phases de ce processus. Au milieu de cellules rondes à peu près normales, réduites à un simple noyau, on voit deux ou trois cellules plus volumineuses dont le noyau est entouré d'une mince collerette de protoplasma qu'accuse une coloration plus faible. Sur d'autres points on voit la masse protoplasmique plus abondante former un large plateau : puis le noyau lui-même s'accroît, s'allonge, s'étrangle à sa partie moyenne, se sépare en deux. Et si l'on se porte successivement à divers points de la préparation, on trouve tous les degrés intermédiaires entre les cellules lymphatiques normales et les énormes cellules semblables aux myéloplaxes.

J'ai vainement cherché à localiser le siège exact de la multiplication et de la transformation des cellules. Comme on les rencontre à la fois aux divers degrés de leur évolution dans la substance folliculaire et dans la substance caverneuse, il est difficile de préciser leur siége initial. Elles sont toujours plus nombreuses et plus développées dans les mailles du réseau caverneux que dans les follicules, et elles existent encore en grand nombre dans les sinus alors qu'elles semblent avoir disparu du système folliculaire.

L'époque à laquelle ces éléments atteignent leur maxi-

(1) Voir la planche II. dessinée d'après une de mes préparations, par mon excellent ami L. Brocq. Elle montre tous les divers degrés de cette remarquable transformation de cellules.

mum paraît être la troisième semaine de la maladie. Rares dans la première période, ils deviennent plus fréquents vers dixième jour et s'accroissent constamment jusqu'au quinzième jour et au delà.

Cependant si ces cellules sont succeptibles d'un développement très rapide, elles ne jouissent pas d'une longue durée. Dès le dixième ou le douzième jour, on peut voir qu'un grand nombre de ces éléments nouveaux sont déjà en voie de dégénérescence.

La couche de protoplasma qui entoure les noyaux devient légèrement granuleuse et prend un aspect vitreux, demi-transparent, tout particulier. Bien différente de la dégénérescence graisseuse, cette transformation vitreuse n'est nullement accusée par les imprégnations d'acide osmique. Elle forme autour du noyau une zone claire très réfringente qui n'a aucune affinité pour les matières colorantes, alors que le noyau reste nettement et parfaitement coloré. Ces masses disparaissent rapidement sous l'influence de l'acide acétique, et il ne reste plus que le noyau qui devient plus brillant et se rétracte à la façon des leucocytes. Il n'est pas nécessaire pour que le protoplasma subisse cette transformation que la cellule ait atteint un grand développement. On la voit débuter quelquefois sur des cellules dont le protoplasma est réduit à une simple bordure linéaire autour du noyau. Quand la substance protoplasmique est devenue en totalité vitreuse, le noyau lui-même s'atrophie et disparaît. La masse transformée se desagrège peu à peu et, vers la fin de la troisième semaine, on rencontre souvent au milieu des mailles du réticulum de petits amas irréguliers entièrement formés de fragments de cette substance vitreuse, dont il serait difficile de soupçonner l'origine si l'on n'avait pu suivre pas à pas ses modifications. Plusieurs auteurs on signalé dans les ganglions de la fièvre typhoïde l'existence d'une substance amorphe (Cadiat. J. Renaut), de nature très douteuse, qui me paraît devoir se rattacher à mon explication. Murchison décrit également de petits blocs irréguliers de matière amorphe dont il n'explique pas l'origine.

Or, la parfaite analogie qui existe entre ces éléments anhistes et les cellules dégénérées, la présence de ces mêmes éléments à côté de cellules en voie de désagrégation, me paraissent indiquer nettement leur provenance. Ces fragments forment quelquefois par leur réunion de petits foyers blanchâtres, caséiformes, qu'on peut distinguer à l'œil nu. Je suis très tenté de croire que ces foyers ont été pris souvent pour des abcès. La fréquence des abcès ganglionnaires qu'ont signalée les auteurs dans le cours de la fièvre typhoïde est en contradiction avec ce que j'ai pu observer sur de nombreuses autopsies.

M le professeur Cornil (communication orale) a été souvent frappé de la rareté des abcès des ganglions mésentériques. Il est bien entendu que je ne veux parler que des abcès signalés dans cette période de la maladie, du dixième ou vingtième jour environ, car dans les formes lentes, et à une époque éloignée des abcès véritables n'ont rien d'exceptionnel.

Bien que les cellules endothéliales des capillaires sanguins soient plus développées qu'à l'état normal, je n'ai pas rencontré dans les ganglions lymphatiques la tuméfaction et la dégénérescence vitreuse de l'endothélium que j'ai signalée dans les capillaires du foie. (Bulletins de la Soc. anatomique, 1881. Armand Siredey, Recherches sur les altérations du foie dans les maladies infectieuses.)

Le réticulum est légèrement tuméfié, les fibrilles ont un aspect ondulé et granuleux, mais qui ne diffère en rien de l'état commun à toutes les adénites.

En résumé, la seconde période est caractérisée histologiquement par des lésions cellulaires qui s'accompagnent d'un léger degré d'artérite ; mais les lésions cellulaires dominent la scène et c'est principalement aux modifications survenues dans les cellules qu'il faut attribuer le ramollissement des ganglions, en même temps qu'à la réplétion moindre des vaisseaux.

III. Période. — La troisième période succède à la seconde par une transition insensible : qu'il s'agisse de la réparation ou de l'aggravation des lésions, il est impossible de caractériser histologiquement le début de cette période. Aussi est-ce surtout la fin qu'il faut envisager, et elle nous est indiquée par les ganglions des malades qui ont succombé sur la fin de la quatrième semaine et au delà.

Il est facile de prévoir que l'on ne saurait envisager ici un type unique dans la marche de la maladie ; suivant que le processus typhique aboutira à la guérison ou à la persistance et à l'aggravation des lésions.

Or, chez les sujets qui ont succombé à une époque tardive de la fièvre typhoïde, on rencontre trois états différents des ganglions mésentériques.

A. Le retour à peu près complet à l'état normal.

B. La dégénérescence granulo-graisseuse des cellules et la formation d'abcès.

C. La sélérose du ganglion.

Réparation. — A. Lorsque la guérison se fait, on assiste à la résorption graduelle des éléments. Les cellules épithélioïdes disparaissent peu à peu de la substance ganglionnaire : on cesse d'abord de les rencontrer dans le système folliculaire, puis enfin dans le réseau caverneux. Toutefois on les rencontre encore assez longtemps dans cette dernière région.

A mesure que la réparation se fait dans le tissu des follicules, les cellules lymphatiques deviennent plus nettes, plus franchement colorées, et on ne trouve plus ni les grosses cellules épithélioïdes, ni les blocs vitreux qui proviennent de leur fractionnement.

Autour des follicules se voient les espaces caverneux légèrement agrandis et contenant encore un certain nombre de cellules épithélioïdes en voie de dégénérescence. Elles sont pour la plupart notablement déformées : leur protoplasma presque complètement vitreux est rétracté, et la plupart des noyaux sont atrophiés. Ces cellules n'encombrent plus les mailles des sinus comme dans les cas précédents ; on voit clairement que les espaces lymphatiques sont redevenus en partie libres. Le réticulum reste intact dans l'une comme dans l'autre substance ; ses fibrilles sont plus nettes et plus régulières qu'au cours de la deuxième période.

La capsule reprend progressivement son épaisseur normale : les noyaux qu'elle contenait ont disparu. Les cloisons sont également débarrassées des cellules embryonnaires dont elles étaient remplies.

Les vaisseaux sanguins restent un peu plus épais qu'à l'état normal : ils ne contiennent plus de globules du sang, et l'on ne distingue aucune déformation appréciable de leur couche interne. Les couches externes ne contiennent plus de noyaux, mais présentent un certain degré d'épaississement.

Il semble naturel d'admettre que l'élimination se fait par les voies lymphatiques. La présence des cellules épithélioïdes et des masses vitreuses dans le système caverneux, alors qu'elles ont absolument disparu du système folliculaire, semble indiquer la marche qu'elles suivent.

Telle est la forme qui répond à la réparation totale ; mais le plus souvent il persiste un notable degré de sclérose autour des vaisseaux et au niveau des cloisons.

B. — Dans certains cas, la régression des éléments est entravée dès le début. En même temps qu'on voit persister indéfiniment les ulcérations intestinales, on rencontre sur les coupes des ganglions un très grand nombre de grosses cellules, comme au cours du 2e et du 3e septénaire. Mais on voit que ces cellules sont profondément altérées en général. D'apparence granuleuse et parsemée de taches réfringentes sur les préparations ordinaires, elles se colorent en noir sur les préparations soumises à l'acide osmique, et accusent ainsi une dégénérescence graisseuse plus ou moins complète. Le plus ordinairement la graisse paraît avoir envahi surtout la région du hile.

A un fort grossissement, on constate que la graisse siège dans les cellules lymphatiques, et surtout dans les cellules hypertrophiées ; celles-ci étant plus particulièrement abondantes dans la région centrale du ganglion, il en résulte que la zone dite médullaire paraît plus profondément altérée que la zone périphérique. C'est dans les cellules de la périphérie que l'on saisit le mieux les premières phases de la transformation graisseuse. Dans les préparations faites avec l'acide osmique, ces cellules apparaissent recouvertes d'une fine poussière noirâtre ; cette disposition répond plutôt à la dégénérescence granulo-graisseuse des éléments qu'à une infiltration de graisse dans leur substance.

En même temps que cette dégénération des cellules, il n'est pas rare de rencontrer des abcès, entraînant une perte de substance plus ou moins étendue dans le parenchyme ganglionnaire. Ces abcès sont anfractueux, irréguliers; on peut en rencontrer plusieurs dans le même ganglion.

Au voisinage de ceslégions, le réticulum est tuméfié, ramolli, et se déchire avec une très grande facilité.

Les lésions de la capsule et des vaisseaux peuvent être très légères, mais souvent ils ont subi un certain degré de sclérose.

Sclérose du ganglion. — C. La transformation scléreuse du ganglion se rencontre plus fréquemment que l'altération précédente ; elle a été déjà signalée, mais on l'a plutôt considérée comme une cicatrisation, comme la réparation d'une perte de substance, d'après un processus analogue à celui de la cicatrisation des plaques de Peyer.

Or le travail de sclérose suit dans tous les cas une marche parfaitement déterminée, et il n'est pas nécessaire, pour qu'il se produise, qu'il y ait eu abcès ou perte de substance de quelque façon que ce soit.

On distingue quelquefois le début de la sclérose dès la 2e période. On peut voir en effet, dans la plupart de mes observations, un épaississement plus ou moins marqué des artères et de la gaîne qui les entoure. Infiltrées de cellules embryonnaires au début, les artères des ganglions mésentériques présentent toujours un certain degré d'endartérite et de périartérite pendant la période active de la dothiénentérie. Lorsque la réparation s'est faite intégralement, on rencontre encore, six semaines, deux mois aprés la guérison, un peu de sclérose autour des vaisseaux. Dans les cas ordinaires, cette modification est très peu prononcée ; au lieu d'une enveloppe lâche se confondant peu à peu avec le réticulum ganglionnaire, les artères semblent plus nettement limitées, et il n'y a, à proprement parler, que l'épaississement et la condensation de leur tunique externe.

Mais quelquefois la sclérose peut se généraliser et aboutir à une destruction plus ou moins complète du tissu ganglionnaire. Il est généralement facile de suivre le développement de cette altération. La sclérose suit avec une grande régularité les ramifications artérielles, pénètre avec elles dans les canaux folliculaires et dans les follicules, en leur formant une gaine qui augmente d'épaisseur avec les progrès de la maladie. Cet envahissement fibreux presente une certaine analogie avec ce qui se passe dans la cirrhose biliaire du foie. Les cordons folliculaires sont peu à peu séparés, en quelque sorte dissociés, et dans les degrés avancés de la lésion on voit les cellules lymphatiques former de petits groupes qu'entourent de larges travées fibreuses.

Bientôt la sclérose se prolonge sur les capillaires eux-mêmes et, par places, le tissu réticulé n'existe plus que sous la forme de petits îlots.

Le plus souvent la transformation fibreuse se limite à la production de vastes bandelettes qui divisent le ganglion en lobules séparés les uns des autres, sans que la lésion se prolonge jusqu'au centre des follicules. Le tissu caverneux est relativement plus atteint que le follicule lui-même. Il en résulte ultérieurement de notables modifications dans la circulation de la lymphe.

J'ai été frappé dans tous ces cas de la persistance et de l'intégrité des cellules lymphatiques. Il est probable cependant qu'elles ne peuvent pas résister indéfiniment, et qu'elles doivent subir une atrophie rapide, comme cela s'observait dans un cas où la sclérose était très étendue.

Le réticulum ne paraît pas prendre une part active au développement de la sclérose ; celle-ci suit constamment les vaisseaux sanguins, et, à côté de travées épaisses, il est remarquable de constater la présence d'un réticulum fin, ayant l'apparence normale.

Tels sont les trois modes de terminaison que présentent les altérations des ganglions mésentériques dans la fièvre typhoïde. Il faut dire que le processus est en général complexe, et ne suit pas isolément l'un ou l'autre de ces types.

En même temps que la réparation à peu près intégrale du ganglion, il n'est pas rare d'observer un léger degré de sclérose, ou la présence de quelques cellules ayant subi la dégénérescence granulo-graisseuse. Mais ce sont surtout les deux dernières formes qui s'observent simultanément. Presque toujours la dégénérescence graisseuse du ganglion s'accompagne d'une sclérose accentuée, et la réunion de ces deux lésions peut être considérée comme la règle dans tous les cas où les ulcérations intestinales ont persisté pendant cinq ou six semaines.

La sclérose pure, exempte de lésions cellulaires appréciables, paraît plutôt appartenir au cas où la lenteur du processus a été due à quelque complication en dehors des lésions intestinales.

Dans deux cas, en effet, les malades avaient succombé à des suppurations prolongées, alors que les symptômes de la fièvre typhoïde avaient disparu depuis une ou deux semaines, et que l'autopsie démontrait la cicatrisation complète des plaques de Peyer.

Avant de terminer, je tiens à dégager mes observations d'une cause d'erreur. Souvent on a dit avec raison que les ganglions lymphatiques avaient une tendance à la transformation scléreuse, à l'état physiologique, avec les progrès de l'âge. Ce fait se rencontre constamment pour les ganglions des membres. Chez les vieillards on les trouve réduits à une mince couche corticale autour d'un noyau fibreux formé par le hile épaissi. Mais dans les ganglions mésentériques, la dégénérescence fibreuse est beaucoup plus lente, et même, à un âge avancé, leur structure n'est pas très profondément altérée.

D'ailleurs j'ai eu l'occasion d'observer la sclérose chez des sujets de 20 à 25 ans ; et on ne saurait appliquer à cet âge l'objection que je signale.

J'ai eu soin d'étudier en outre, à plusieurs reprises, les ganglions mésentériques, réputés sains, de sujets ayant succombé à divers âges, à la suite de maladies étrangères au processus typhique.

Même chez des personnes avancées en âge (60 à 70 ans), je n'ai pas rencontré des lésions scléreuses aussi prononcées que celles que je viens de signaler.

CHAPITRE IV.

PREMIÈRE PARTIE.

LÉSIONS DES FOLLICULES CLOS DE L'INTESTIN.

Examen à l'œil nu. — Les lésions intestinales de la fièvre thyphoïde ont été décrites aussi complètement qu'elles peuvent l'être. Que l'on envisage les altérations appréciables à l'œil nu ou les détails histologiques, on trouve à ce sujet dans les traités classiques et dans les nombreuses monographies parues sur cette matière toutes les explications désirables. La magistrale description de Louis, les leçons de Chomel, de Trousseau, ont épuisé toutes les particularités concernant le siège, la forme et l'étendue des plaques.

Si l'on ajoute à ces descriptions fondamentales les détails nouveaux que renferment les ouvrages plus récents de Griesinger, Murchison, le Traité de pathologie interne de M. le professeur Jaccoud, etc., on verra qu'il ne reste réellement aucune place pour une description nouvelle. Aussi me contenterai-je de quelques aperçus sommaires sur ces altérations, renvoyant pour les menus détails aux travaux importants que je viens de signaler.

Le côté histologique a été également traité d'une façon complète par les nombreuses recherches d'Hoffmann, de M. le professeur Cornil, de Rindfleisch, etc., sans oublier plusieurs monographies détaillées dont j'aurai l'occasion de parler dans la suite.

Mes observations concordent absolument avec celles de nos éminents maîtres, et si j'aborde cette partie de la question, c'est moins pour apporter des documents nouveaux que pour comparer les lésions intestinales à celles des ganglions lymphatiques et déterminer la place qu'elles doivent occuper dans les altérations de l'appareil lymphoïde.

Tous les auteurs ont signalé la dissémination des lésions intestinales. Quoiqu'elles soient le plus souvent limitées à la dernière portion de l'intestin grêle, il n'est pas rare de les rencontrer en même temps sur des points très éloignés de la valvule iléo-cæcale, soit du côté du jéjunum ou même du duodénum, soit du côté du gros intestin ; il n'est pas inutile de relever à ce point de vue dans l'ouvrage d'Hoffmann quelques documents précis :

Mesurant la longueur de la portion de l'intestin occupée par les ulcérations, Hoffmann a trouvé qu'elle comprenait :

0,50 centimètres	dans	13 cas.
1 mètre	—	28 —
1 mètre 50 cent.	—	39 —
2 — 50 —	—	26 —
3 — 50 —	—	41 —
4 — 50 —	—	16 —
5 — 50 —	—	4 —
6 — 50 —	—	1 —

Dans un second tableau, il résume les altérations du gros intestin :

Aucune altération du gros intestin,	139	fois.
Lésions du cæcum,	47	—
— du côlon ascendant,	34	—
— du côlon transverse,	7	—
— du côlon descendant,	4	—
— du rectum,	2	—

M. Leudet (de Rouen), a trouvé 60 fois sur 200 autopsies des lésions plus ou moins étendues du gros intestin.

Enfin, on trouve plusieurs observations dans lesquelles les lésions étaient absolument localisées sur le gros intestin : MM. J. Cazalis et J. Renaut (Arch. de Phys. normale et pathologique) ont cité deux cas de cette nature.

J'ai pu moi-même observer en 1882, dans le service du professeur Brouardel, à la Pitié, une malade qui succomba, après avoir présenté tous les symptômes de la fièvre typhoïde. On trouva des ulcérations absolument limitées au gros intestin. Mon ami, le Dr P. Bourcy, a observé un fait analogue la même année, étant interne du professeur Bouchard, à l'hôpital Lariboisière.

Si je relève ces détails avec quelque insistance, c'est parce qu'ils montrent bien que la lésion de la fièvre typhoïde ne se développe pas exclusivement au niveau des plaques de Peyer ; on peut observer son évolution sur tous les points du tube digestif où se rencontrent des follicules clos, c'est-à-dire des organes lymphoïdes.

De même que pour l'étude des ganglions lymphatiques, je diviserai en trois périodes les altérations que présente la muqueuse intestinale. Je ne crois pas devoir faire une description spéciale de la période catarrhale du début admise par la plupart des auteurs ; elle ne présente rien de caractéristique et se confond avec les diverses formes de l'entérite légère.

La première période comprend la tuméfaction des plaques de Peyer, ou d'une façon plus générale, la tuméfaction des follicules agminés ou isolés.

La seconde comprend la période d'ulcération, la troisième la période de réparation.

Première Période. — Même à l'œil nu, il n'est pas difficile d'établir l'analogie qui existe entre ces altérations de l'intestin et celles des ganglions du mésentère. En effet, qu'il s'agisse des plaques dures, des plaques molles, des paque s gaufrées ou des plaques réticulées, le phénomène constant du début est l'augmentation du volume des follicules clos. On peut voir ici toutes les exagérations sur lesquelles j'ai insisté à propos des ganglions; apparaissant à l'état normal comme de petits points, les follicules intestinaux forment à la surface de la muquense de vastes saillies plus ou moins irrégulières, Ils s'accroissent dans des proportions aussi invraisemblables que les ganglions du mésentère. Mais l'évolution de la maladie est loin de se faire avec une régularité mathématique; non seulement on voit l'altération typhique se manifester pour ainsi dire au hasard sur les points très éloignés du système folliculaire de l'intestin, mais lorsqu'il s'agit de follicules agminés, l'inflmmation peut envahir avec une intensité variable les diverses glandes d'une même plaque. C'est là la cause de l'irrégularité si fréquente qu'offre la surface des plaques infiltrées; d'où les dénominations de plaques gaufrées, plaques réticulées, etc.

De là aussi la consistance différente de ces plaques, et la distinction en plaques dures et plaques molles. Toutefois je crois devoir faire des réserves au sujet des plaques molles ; il me semble que l'on a désigné sous ce nom des états très différents de la muqueuse intestinale.

Il est évident que lorsque l'infiltration s'est faite d'une façon irrégulière dans les follicules agminés, les plaques ne sauraient présenter une consistance aussi dure que lorsqu'il s'agit d'une altération uniforme envahissant en masse tous les éléments des plaques.

Mais les plaques molles, étalées, de coloration livide, décrites par beaucoup d'auteurs, me paraissent présenter une trop grande analogie avec les ganglions arrivés à la période de ramollissement, pour que je ne sois pas tenté de les rattacher comme ceux-ci à la seconde période de la maladie.

Il existe d'ailleurs de nombreuses contradictions dans les divers auteurs.

T. J. Maclagan avait déjà essayé de faire la part exacte de ces deux éléments. Pour lui, les plaques molles seraient toujours dues à une seconde inoculation du poison typhique rejeté par les plaques dures. Ce serait pour ainsi dire *une seconde éruption*, qui succéderait toujours à la première, lorsque celle-ci aurait disparu. Murchison réfute très nettement cette opinion en montrant la coexistence des deux formes sur les mêmes sujets et en ajoutant diverses considérations qu'il serait trop long de reproduire.

Sans accepter l'idée d'une éruption en deux actes, comme le voulait Maclagan, je pense que les plaques molles sont le plus souvent une simple transformation des plaques dures arrivées à la deuxième période de la maladie. D'ailleurs la plupart des auteurs sont d'accord sur ce point qu'il faut considérer les plaques dures et les plaques molles comme étant des degrés divers de l'intensité du processus.

Il me semble qu'à l'influence de l'intensité doit s'ajouter aussi la question de temps. Toutefois je ne crois pas que cette transformation des plaques soit absolument constante ; les plaques molles me paraissent résulter le plus souvent d'un ramollissement des plaques dures, mais celles-ci peuvent subir directement l'ulcération sans avoir passé par la phase de ramollissement.

Je reviendrai plus tard sur ces distinctions.

En même temps que ces altérations de la surface muqueuse de l'intestin, on peut quelquefois remarquer des altérations de la surface péritonéale

Outre la congestion intense des vaisseaux sanguins, on voit de petites saillies irrégulières, blanchâtres, ayant une vague ressemblance avec les tubercules péritonéaux. Mais ces lésions ne se rencontrent guère qu'à la fin de la première période ; le plus souvent elles s'observent dans le cours de la seconde en même temps que les ulcérations.

Deuxième période. — La deuxième période ou période d'ulcération commence du dixième au douzième jour environ. Toutefois c'est un point qu'il est difficile de préciser ; on ne saurait assigner aux lésions de la fièvre typhoïde une évolution régulière, identique dans tous les cas. Il suffit d'envisager les variétés infinies que présente la clinique pour accepter l'idée de très grandes différences dans le processus. Aussi ne faut-il pas s'étonner de trouver dans les auteurs classiques des divergences très marquées sur cette question.

Il ne faut pas oublier d'ailleurs que l'inflammation typhique n'envahit pas en même temps tous les divers points du système folliculaire de l'intestin. Il est de toute évidence aujourd'hui que les lésions se font par poussées successives, qu'il ne serait pas impossible de rattacher à certaines modifications de la courbe thermique (Prof. Brouardel). On trouve en effet sur la muqueuse intestinale, en même temps, tous les divers degrés de l'altération, plaques dures, plaques molles, ulcérations, et quelquefois même des cicatrices.

En général les lésions les plus avancées se rencontrent sur la dernière portion de l'iléon, au voisinage de la valvule, mais nous avons vu que cette loi souffrait de nombreuses exceptions. Faut-il chercher à préciser la marche des lésions dans l'intestin, et admettre avec Maclagan qu'elle se fait toujours de haut en bas, ou avec Murchison, de bas en haut? Aucune de ces deux hypothèses n'est acceptable, la vérité paraît être entre les deux ; dans les cas ordinaires, les lésions du jéjunum, comme celles du gros intestin, appartiennent à des périodes plus avancées de la maladie, et sont généralement en retard sur les lésions de l'iléon.

Je ne veux pas reproduire ici la description classique des ulcérations de l'intestin ; leurs caractères sont assez connus pour que je n'ai pas besoin de m'y arrêter.

On sait que ces ulcérations sont extrêmement variables dans leur forme, dans leur direction. Généralement allongées, suivant l'axe de l'intestin, leur étendue en surface varie depuis une simple dépression cupuliforme jusqu'à de larges plaies mesurant plusieurs centimètres. Hoffmann a observé des ulcérations qui mesuraient jusqu'à 0,30 centimètres de longueur. Tantôt la perte de substance semble se faire d'un seul bloc ; il se forme tout à coup une eschare plus ou moins étendue, dont les bords s'accusent par un sillon. On voit la substance sphacélée flotter quelque temps au centre, puis se détacher en une seule fois. Trousseau, qui comparaît volontiers les lésions de la dothénentérie à une éruption furonculeuse, assimilait cette eschare au bourbillon du furoncle. Il est vrai que cette image, inexacte au point de vue anatomique, reproduit assez fidèlement le phénomène de la nécrose et l'élimination du fragment nécrosé.

Tantôt, au contraire, on voit apparaître sur la surface des plaques saillantes de petites ulcérations ponctuées, qui s'étendent peu à peu, se réunissent quelquefois et finissent par constituer une perte de substance aussi vaste que dans le premier cas. Mais ici le processus d'ulcération se fait par une sorte de destruction moléculaire.

On peut également observer des formes intermédiaires; toutes ces variations dépendent essentiellement du nombre des follicules infiltrés et de leur étendue. On ne saurait assigner des règles précises à ces altérations susceptibles de présenter toutes les variétés, non seulement chez les divers sujets, mais chez le même individu. On ne saurait trop répéter toutefois qu'il n'existe pas de rapport absolu entre l'étendue des ulcérations en surface et leur profondeur.

On a vu très souvent des perforations se produire sur de très petites ulcérations, aussi, bien que le grand nombre et la grande étendue des ulcérations y prédisposent davantage, en raison même de l'intensité du processus, on ne peut méconnaître le danger des petites ulcérations.

J'ai déjà signalé dans la première période l'existence de lésions sur la surface séreuse de l'intestin ; vers la fin du deuxième septénaire, alors que les ulcérations sont à leur période d'état, ces lésions sont plus fréquentes et plus nettes. Elles consistent dans une congestion assez prononcée des vaisseaux en même temps qu'on observe un léger épaississement du péritoine à ce niveau.

Quelquefois cet épaississement est caractérisé par de petites traînées blanchâtres, indiquant une inflammation très localisée de la séreuse. Dans d'autres cas il existe de petites saillies, tantôt réunies bout à bout en petits cordons qui paraissent en rapport avec les vaisseaux lymphatiques, tantôt groupées en petits amas irréguliers, et formant de véritables nodules, qu'on pourrait prendre à un examen superficiel, pour des nodules tuberculeux. Ces lésions sont signalées dans le Traité d'histologie pathologique de MM. Cornil et Ranvier.

Griesinger cite une observation très curieuse, dans laquelle cette lésion avait pris un caractère particulier d'intensité. Le péritoine viscéral et même le péritoine pariétal, étaient recouverts de granulations fines, ressemblant à s'y méprendre à des tubercules miliaires. Les plus grosses atteignaient le volume d'un grain de chènevis. L'examen microscopique fut fait par Rindfleisch, qui considéra ces granulations comme des productions typhiques. Quoiqu'il soit rare de rencontrer une pareille généralisation de ces lésions, on les trouve assez fréquemment au-dessous ou autour des ulcérations, mais elles ne forment que de petites traînées assez limitées. J'ai eu l'occasion de voir chez un sujet de M. le Dr Dumontpallier, à la Pitié, une particularité un peu différente, mais qui se rattache toujours au même processus. Il existait en plusieurs points, *au-dessous des ulcérations*, de petits foyers de nécroses, de véritables eschares sous-péritonéales qui n'étaient pas encore détachées.

Ces exemples indiquent suffisamment les complications

qui peuvent survenir du côté du péritoine : perforation suivie de péritonite suraiguë, ou péritonite plus ou moins étendue sans perforation appréciable.

D'ailleurs ces phénomènes s'expliquent très facilement par l'examen histologique.

Dès cette période, on peut voir de grandes modifications du côté des plaques qui ne s'ulcèrent pas. Elles deviennent de plus en plus molles, et s'affaissent légèrement en même temps que leur surface prend de plus en plus l'aspect gaufré sur lequel insistaient les anciens auteurs. C'est surtout la fréquence des plaques molles gaufrées dans le voisinage des ulcérations qui m'amène à les considérer comme le premier degré de régression des plaques dures.

Il ne faut pas oublier qu'on peut rencontrer en même temps des plaques nouvelles appartenant aux premiers stades de la maladie, mais elles deviendront en général d'autant plus rares que l'on sera à une époque plus avancée.

J'ai déjà indiqué les complications péritonéales qui peuvent appartenir à cette période. La cause des autres complications, telles que les hémorrhagies, échappe généralement à un examen à l'œil nu ; il est exceptionnel que l'on puisse retrouver la lésion du vaisseau qui a donné lieu à l'écoulement du sang.

Troisième période. — La troisième période est encore plus difficile à délimiter que lorsqu'il s'agissait des ganglions. En effet, lorsque l'ulcération est complètement détergée, et que la réparation commence à se faire, il est presque impossible de préciser le début de ce processus. La même impossibilité se présente dans les cas où l'ulcération persiste. Aussi, de même que pour les ganglions, devons-nous seulement envisager la fin. Mais ici la question se trouve simplifiée en raison même de la gravité des lésions intestinales, et il ne reste à envisager que deux cas : la cicatrisation et la persistance des altérations ; et encore cette étude est elle bien plutôt du domaine de l'histologie. En effet, à l'œil nu on ne peut guère que constater l'amincissement de l'intestin cicatrisé, sa consistance plus ferme dans un cas, et la continuation dans le second cas des accidents de la seconde période, exposant indéfiniment aux mêmes complications.

Toutefois la cicatrisation ne reste parfaite que longtemps après la terminaison apparente de la maladie. Des perforations ont été signalées par Murchison, Tweedie, chez des malades deux mois après le début de la fièvre typhoïde, alors qu'ils avaient repris leurs occupations habituelles depuis deux ou trois semaines, et que les selles étaient moulées. Ces faits exceptionnels montrent du moins le danger qui résulte de ces cicatrices. Même sur les plaques qui n'ont pas été ulcérées, on trouve encore longtemps après la maladie des traces de la lésion. Ces plaques présentent généralement de petits dépôts qui leur donnent une coloration noirâtre permettant de les reconnaître par transparence.

Deuxième Partie.

ETUDE HISTOLOGIQUE DE LÉSIONS INTESTINALES.

Les longs developpements dans lesquels je suis entré à propos des ganglions du mésentère me permettront d'être bref au sujet des lésions intestinales. Les éléments du processus nous étant connus maintenant, il n'y aura plus lieu de discuter leur nature et leurs origines.

Les analogies qu'on pouvait déjà saisir à l'œil nu entre les altérations de l'intestin et celles des ganglions du mésentère sont encore accentuées par l'examen histologique.

Première période. — Dans la première période surtout, on pourrait confondre absolument les lésions de ces organes. S'ils se distinguaient principalement à l'état normal par le réseau caverneux périphérique, beaucoup moins nettement dessiné dans les follicules clos, et se rapprochant davantage du tissu conjonctif lâche, ce caractère ne serait plus reconnaissable ici, et ce n'est qu'à la vue des autres organes de la région, glandes, villosités, muscles, que l'on peut se prononcer avec certitude. Les follicules considérablement distendus se confondent les uns avec les autres; le tissu caverneux à larges mailles, qui les sépare, est rempli de cellules lymphatiques ; on ne voit partout qu'un encombreent confus de cellules lymphatiques accumulées, pressées les unes contre les autres. De même que dans les ganglions, la trame est à peine visible. Les vaisseaux présentent une distension énorme, et sont remplis de globules rouges. Leurs parois infiltrées de noyaux ne sont que très peu distinctes sur quelques points.

En un mot, on retrouve dans les follicules clos agminés ou isolés les mêmes modifications qui ont été signalées à cette période dans les ganglions, c'est-à-dire, une congestion très intense, s'accompagnant d'une multiplication extraordinaire des cellules. Cependant je crois pouvoir dire que la lésion intestinale est un peu plus avancée que la lésion ganglionnaire, car ayant examiné chez les mêmes sujets divers points de la muqueuse intestinale et des ganglions du mésentère, j'ai constamment rencontré une certaine prédominance des lésions intestinales. C'est ainsi que les cellules lymphatiques du système folliculaire d'un ganglion, malgré leur multiplication excessive, conservent à peu près leur carctères normaux dans la première période. Elles m'ont paru à peine tuméfiées vers le huitième jour et ne subissaient réellement des transformations appréciables que vers le dixième jour. Dans les follicules clos de l'intestin, chez les mêmes sujets, j'ai trouvé un nombre relativement beaucoup plus considérable de cellules altérées. Elles sont pour la plupart tuméfiées, un peu troubles, et sur la périphérie des follicules on rencontre déjà en quantité notable des cellules épithélioïdes. De plus les vaisseaux sanguins sont manifestement altérés à un degré bien plus marqué que ceux du ganglion. Leurs parois sont épaissies, infiltrées de noyaux. La tunique interne est irrégulière, et hérissée de petites saillies formées par les cellules en voie de prolifération. Les noyaux des capillaires sont beaucoup plus apparents qu'à l'état normal, c'est-à-dire, qu'il semble exister une légère exagération des phénomènes observés dans les ganglions.

La lésion n'est jamais limitée aux follicules : elle se prolonge en haut jusque dans la couche occupée par les glandes et les villosités, en bas à travers les tuniques musculaires.

Les glandes de Lieberkühn, à peu près contiguës à l'état normal, sont séparées par de vastes traînées de cellules embryonnaires (ou cellules lymphatiques) qui forment entre elles des prolongements analogues à des papilles. Les villosités sont élargies, allongées, et également infiltrées de cellules embryonnaires. Quant aux tubes glandulaires eux-mêmes, bien qu'ils aient subi un certain accroissement dans toutes leurs dimensions, ils ne semblent pas prendre une part active au processus. Les cellules cylindriques qui les tapissent ne sont que faiblement dégénérées, et l'on rencontre dans la lumière des tubes quelques cellules lymphatiques.

Dans les couches profondes, on observe des lésions analogues : de nombreuses cellules lymphatiques remplissent les espaces conjonctifs sous-muqueux. Les artères de cette région sont remplies de globules rouges, et présentent un certain degré d'artérite.

Des cellules lymphatiques infiltrent les tuniques musculaires, s'insinuant dans les interstices qui séparent les faisceaux de fibres lisses. Elles forment ainsi de longues traînées régulières, qu'on peut suivre jusqu'au-dessous du péritoine. On en rencontre également en abondance à travers les couches musculaires, dont elles infiltrent les éléments. Quelquefois elles forment sous le péritoine de petits amas semblables à des follicules tuberculeux, mais dont il est facile de les distinguer par la disposition et la forme de leurs éléments. En résumé la première période de l'altération intestinale est constituée comme la période correspondante des altérations ganglionnaires, par la multiplication des cellules, et par la distension des vaisseaux. Ces deux phénomènes se manifestent à un degré plus considérable dans l'intestin : il y a non seulement multiplication, mais tuméfaction des cellules, et les vaisseaux présentent un degré notable d'inflammation. De plus, la prolifération envahit toutes les parties voisines de l'intestin ; les villosités, les glandes, et plus profondément les fibres musculaires lisses subissent une infiltration plus ou moins accentuée.

Deuxième période. — Histologiquement les deux périodes du début sont encore plus difficiles à délimiter. On peut suivre en effet la marche progressive, ininterrompue des lésions, et l'on n'arrive pas à une limite absolument tranchée entre les deux périodes. Cependant du huitième au douzième jour, on observe des modifications assez prononcées.

Sur la coupe d'une plaque ulcérée, on voit que les transformations cellulaires sont très avancées : sur les bords irréguliers de l'ulcération, on rencontre de grosses cellules d'asprect vitreux, analogues aux cellules des ganglions qui ont subi la dégénérescence vitreuse. Quelques-unes ont perdu leur noyau et forment par places de petits foyers caséiformes. D'autres cellules sont remplies de petites gouttelettes brillantes qui accusent la dégénérescence granulo-graisseuse : toutefois la destruction partielle des éléments rend l'examen très incomplet. Il est difficile de distinguer dans les détritus granuleux amorphes, qui se rencontrent en abondance au bord de l'ulcération, la part qui revient aux cellules lymphatiques, et celle des exsudats puriformes de la muqueuse. Aussi vaut-il mieux analyser des points éloignés de l'ulcération, c'est là qu'on suit plus facilement les détails de l'altération.

De même que dans les ganglions, en même temps que la transformation des cellules, on remarque une notable diminution de la congestion vasculaire. Et, si les cellules sont devenues plus volumineuses, elles sont manifestement moins nombreuses, moins serrées que dans la première période. Ces deux phénomènes : diminution de la congestion vasculaire, ralentissement dans la multiplication des cellules, me paraissent jouer un grand rôle dans la consistance et l'aspect l'extérieur des plaques.

Les transformations des cellules sont les mêmes que celles que nous avons vues dans les ganglions. Le noyau des cellules lymphatiques s'entoure d'une couche de protoplasma qui s'accroît très rapidement pour subir la dégénérescence vitreuse. Ces cellules polymorphes, à noyaux multiples, sont surtout abondantes à la périphérie du follicule et dans les mailles du réseau lymphatique qui gagne le tissu sous-muqueux. Elles forment dans les mailles de ce tissu des amas plus ou moins volumineux qui semblent l'oblitérer. Les cellules infiltrées dans les couches musculaires et au-dessous du péritoine subissent des modifications analogues, mais à un degré moindre. Cependant, on voit quelquefois ces cellules former entre les faisceaux des fibres lisses ou au milieu même de ces faisceaux de petits foyers caséiformes.

Dans les cas ordinaires, cette infiltration de grosses cellulles épithélioïdes a son maximum dans la zone que j'ai comparée au sinus des ganglions et qui se continue par une transition insensible avec la couche sous-muqueuse. Elle va ensuite en décroissant vers la superficie et vers la profondeur, du moins sur des plaques non ulcérées.

L'état des glandes et des villosités est subordonné au siège et à l'étendue de l'ulcération : s'il s'est produit d'emblée une vaste eschare, elle entraîne avec elle lorsqu'elle se détache toutes les parties superficielles de la muqueuse. Mais si l'ulcération est moins étendue, elle a pu porter presque exclusivement sur la partie supérieure des follicules et laisser presque intactes les glandes ou du moins ne les sectionner qu'en partie. Aussi très souvent rencontre-t-on aux limites des petites ulcérations les culs-de-sac de glandes dont la partie supérieure a été pour ainsi dire coupée. Dans plusieurs de mes préparations ces fragments avaient subi une altération assez prononcée : les cellules cylindriques en partie détachées se présentaient en désordre au milieu du tube, mélangées à de nombreuses cellules lymphatiques. Toutes ces cellules, d'ailleurs, présentaient une certaine tuméfaction et un aspect trouble indiquant une dégénérescence notable.

Mais un des phénomènes les plus intéressants de cette période consiste dans les lésions des vaisseaux. Elles m'ont paru constantes, et je les ai rencontrées à des degrés divers sur toutes mes préparations.

Les artères, qui dans la période précédente offraient un épaississement notable de leurs tuniques, infiltrées de cellules embryonnaires, et une prolifération assez marquée de la tunique interne présentent ces mêmes altérations à un degré beaucoup plus accentué. La lumière de toutes les artères est sensiblement diminuée par la prolifération de la tunique interne, et sur quelques points on distingue nettement de petites artérioles qui sont complètement oblitérées et dont la lumière est remplie par de grosses cellules semblables à celles du réticulum. On retrouve les mêmes cellules vitreuses à la surface interne d'artères qui ne sont pas encore oblitérées, et cela, non seulement autour des follicules, mais dans les gros vaisseaux du tissu sous-muqueux et dans ceux de la tunique musculaire. Les capillaires du follicule présentent à divers degrés des altérations comparables : sur quelques-uns, on constate seulement la tuméfaction et l'apparence vitreuse des cellules endothéliales ; mais sur d'autres on voit, outre les cellules endothéliales allongées, de grosses cellules rondes également vitreuses qui oblitèrent le vaisseau sur une certaine longueur. Ces lésions diffèrent très sensiblement de ce qui a été observé dans les ganglions mésentériques où, malgré un certain degré d'artérite, je n'ai jamais constaté d'oblitérations même partielles des vaisseaux.

Je crois que ces obstacles au cours du sang, partiels ou complets, jouent un rôle important dans la pathogénie des ulcérations. En effet, l'oblitération d'une artériole donne seule une explication satisfaisante de la production de ces eschares étendues et profondes dont l'élimination détermine une vaste perte de substance atteignant d'emblée le tissu sous-muqueux, qu'elle dépasse quelquefois. Et si je n'ai pas trouvé de gros troncs artériels oblitérés, j'ai rencontré très souvent à la périphérie des ulcérations, de petites artérioles dont la lumière était remplie, comme je l'ai dit, de masses vitreuses. Sur les points éloignés des ulcérations, l'oblitération n'était pas complète; mais, même dans ces points, la circulation du sang est devenue très difficile : les parois des artères et des capillaires déjà comprimées par l'accumulation des cellules qui remplissent les mailles du tissu réticulé, épaissies par l'inflammation, ne laissent au sang qu'un passage très insuffisant. Cette diminution de l'irrigation sanguine dans les plaques, alors qu'elles possèdent tant d'éléments nouveaux, favorise singulièrement la destruction de ces éléments et explique la marche rapide du processus.

Je ne cherche nullement à nier l'ulcération qui se produit par une sorte de gangrène moléculaire, les cellules dégénérées formant de petits foyers caséeux, de véritables abcès miliaires qui s'ouvrent à la surface de la muqueuse et se réunissant à de petits foyers voisins arrivent à déterterminer une perte de substance notable, mais je crois que ce travail même est facilité par l'insuffisance de la circulation sanguine, et je tiens à établir que cette dernière circonstance peut jouer un rôle prédominant dans la production d'eschares étendues.

En même temps que se produisent ces oblitérations plus ou moins complètes des vaisseaux, on voit autour d'eux, et notamment autour des capillaires ou des artérioles de très petit calibre, de petites traînées jaunâtres, brillantes, au milieu desquelles se reconnaissent des globules rouges indiquant qu'il s'agit d'extravasations sanguines. C'est là le point de départ de la pigmentation qui persiste si longtemps au niveau des plaques ulcérées : telle est du moins l'opinion d'Hoffmann.

Il est inutile de décrire longuement les complications qui peuvent résulter des lésions intestinales de cette période.

L'extension de l'infiltration cellulaire à travers les muscles jusqu'au péritoine explique suffisamment la pathogénie des péritonites et des perforations. Il s'agit simplement d'une exagération des phénomènes qui ont été signalés plus haut. Que les artères profondes s'oblitèrent, que les cellules infiltrées dans les interstices des fibres lisses de la tunique musculeuse et dans la couche sous-péritonéale subissent la nécrose comme les éléments superficiels du follicule et on aura une perte de substance allant jusqu'au péritoine.

Les lésions de cette période consistent donc essentiellement dans la destruction rapide des cellules qui se sont multipliées en si grand nombre dans la période précédente, Cette destruction se fait par la dégénérescence vitreuse ou granulo-graisseuse de ces éléments. Leur mortification favorisée par les altérations vasculaires amène une perte de substance plus ou moins étendue.

Troisième période. — Cette période comprend le processus de réparation : les ulcérations détergées et débarrassées de tous les détritus qui les encombrent, on voit se former sur place des cellules embryonnaires qui ne subissent plus cette fois la transformation épithélioïde : elles constituent des bourgeons charnus qui se développent peu à peu et comblent la perte de substance. C'est au début de cette période principalement que les vaisseaux laissent transsuder facilement des globules rouges qui contribuent à former le pigment de l'intestin, comme je l'ai déjà indiqué plus haut. Le résultat de la réparation varie suivant les cas : il dépend avant tout de l'étendue des pertes de substance. Dans des cas observés par MM. Cornil et Ranvier, l'ulcération était remplacée par du tissu conjonctif à fibres longitudinales séparées par de nombreuses cellules embryonnaires : il ne restait plus aucune trace des glandes, des villosités et des follicules clos. Ces organes peuvent-ils se régénérer? L'impossibilité n'est pas douteuse pour les glandes, mais on peut discuter la reconstitution des villosités et des follicules clos.

MM. Cornil et Ranvier, sans donner à cette question une solution précise, ne paraissent pas trop pencher vers l'affirmation. Ils sont d'avis que les glandes, les villosités et les follicules clos qui persistent après l'ulcération, avaient été respectés pendant son évolution. Hoffmann admet qu'il puisse se développer sur la cicatrice de nouvelles villosités. Rindfleisch, au contraire, se prononce pour la formation d'un tissu cicatriciel incapable de posséder ultérieurement les propriétés du tissu primitif de la muqueuse.

C'est donc un point qui appelle de nouvelles recherches. Je n'ai rencontré qu'un seul cas où la mort était survenue deux mois après le début de la maladie, mais l'existence de fragments de glandes parfaitement conservées ne permet de tirer aucune conclusion de l'état des autres parties de la muqueuse. Cette observation présentait toutefois un épaississement remarquable du tissu conjonctif sous-muqueux dont les mailles étaient réduites à de simples fentes linéaires séparées par de vastes travées fibreuses.

Mais la réparation se fait complètement dans les plaques qui n'ont pas été ulcérées, et dans celles qui ne l'ont été que très superficiellement. Dans le premier cas les cellules dégénérées s'éliminent simplement à l'aide des voies lymphatiques, par un véritable travail de digestion, comme cela se passe dans les ganglions. La disparition des cellules vitreuses dans les follicules, alors qu'elles encombrent encore les mailles des espaces lymphatiques périfolliculaires ne laisse aucun doute à cet égard. Les éléments normaux, glandes, villosités, follicules, peu à peu débarrassés des produits pathologiques, reprennent leur physionomie normale.

On observe à peu près les mêmes phénomènes lorsque l'ulcération limitée à la couche superficielle des follicules a laissé intacte la plus grande partie des glandes et des villosités, et des follicules eux-mêmes.

L'élimination des produits morbides se fait à la fois par les voies lymphatiques et par la surface ulcérée. Toutefois la cicatrisation entraînera toujours à la surface muqueuse une bandelette fibreuse qui modifiera les conditions de l'absorption.

Dans les cas où la réparation ne se fait pas, les lésions propres à la fièvre typhoïde peuvent persister indéfiniment, elles s'accompagnent en général d'un catarrhe plus ou moins généralisé, mais elles n'offrent aucune particularité dans leur évolution.

On voit donc que même dans cette troisième période, malgré des apparences divergentes, on retrouve dans leurs caractères principaux les trois modes de terminaison de l'altération ganglionnaire.

1° La réparation intégrale par résorption des éléments morbides.

2° La persistance ou l'atonie des ulcérations.

3° Enfin la transformation fibreuse qui remplace les ulcérations de grande étendue. Cette sclérose de l'intestin n'entraîne jamais de rétrécissement consécutif (Cornil et Ranvier), mais elle entraîne de graves modifications des fonctions digestives et entrave singulièrement le travail de l'absorption.

CHAPITRE V.

LÉSIONS DE L'ESTOMAC, DU PHARYNX ET DU LARYNX. FOLLICULES CLOS.

Je réunirai dans un même chapitre l'étude des lésions observées dans les follicules clos qui sont disséminés sur les autres parties du tube digestif et à l'entrée des voies aériennes.

Ces diverses altérations ne sont pas communes à tous les cas de fièvre typhoïde ; elles font défaut le plus souvent, et même lorsqu'elles se présentent ce n'est que très exceptionnellement qu'elles acquièrent une grande importance.

Estomac. — Indiquées déjà par quelques auteurs, Wilson, Fox, Cornil, les lésions de l'estomac ont été très minutieusement décrites par mon ami le Dr A. Chauffard dans sa thèse inaugurale. C'est à son remarquable travail que j'emprunte l'intéressante description dont le résumé va suivre.

Dès le début des lésions inflammatoires de l'estomac, A. Chauffard a constaté l'augmentation de volume des follicules clos. Les cellules rondes qui les constituent se sont multipliées soit par prolifération, soit plutôt par diapédèse, et forment de petits amas nodulaires colorés en rouge intense par le picro-carmin : elles ne paraissent séparées par aucun réticulum.

Les vaisseaux sont extrêmement congestionnés jusque dans l'intérieur du follicule.

Puis la lésion devenant plus intense, s'irradie des follicules aux organes voisins : les cellules lymphatiques se prolongent entre les tubes glandulaires sous la forme de véritables papilles, et forment quelquefois de petits abcès qui viennent s'ouvrir à la surface de la muqueuse.

En outre, la couche sous-muqueuse est remplie de cellules rondes plus volumineuses que les cellules embryonnaires proprement dites. Les artères sont épaissies dans la tunique interne et dans la couche sous-muqueuse.

Elles sont toujours de petit calibre, leur lumière est quelquefois obturée par les cellules endothéliales volumineuses détachées de la paroi,et leurs tuniques sont infiltrées d'éléments embryonnaires. A. Chauffard insiste sur l'abondance et le volume de ces cellules *qui peuvent obstruer complètement le calibre des petites artères.* Dans un cas, il a observé des végétations formées par la prolifération de l'endartère.

Ces recherches sont d'un grand intérêt : car elles montrent l'analogie absolue qui existe entre les lésions des follicules rudimentaires de la muqueuse gastrique et celle des glandes Peyer.

Nous retrouvons dans tous ses détails le processus que j'ai décrit à propos de l'intestin : tuméfaction du follicule au début, accroissement en nombre et en volume des cellule lymphatiques, masquant complètement la trame ou amenant sur quelques points la destruction du réticulum, enfin artérite et endartérite pouvant aller jusqu'à la thrombose.

A. Chauffard n'hésite pas à considérer les follicules de la muqueuse gastrique comme le point de départ constant des altérations qui surviennent ultérieurement dans les diverses couches de la muqueuse et dans les glandes.

Je suis heureux d'invoquer ici l'appui de ses consciencieuses recherches qui concordent si bien avec les miennes.

Pharynx. — Les lésions de la partie supérieure du tube digestif et des voies aériennes sont loin de présenter la régularité que nous avons trouvée jusqu'ici dans les manifestations de la dothiénentérie sur les glandes lymphoïdes.

Bien que les ulcérations du larynx, de la langue, du pharynx et de l'œsophage aient été signalées par Louis et observées depuis un assez grand nombre de fois, ces lésions n'ont été que très rarement décrites. Ce n'est pas que les observations manquent sur cette matière, mais la question a été surtout envisagée au point de vue clinique. On n'a décrit que les grosses lésions anatomiques, et on n'a que de très-rares observations histologiques.

Si complet sur beaucoup d'autres points de la fièvre typhoïde, Hoffmann ne dit que quelques mots de ces lésions qu'il compare du reste aux manifestations pharyngées et laryngées des autres maladies aiguës.

Sur la base de la langue et sur le pharynx, les altérations sont identiques; elles consistent dans la production de petites saillies plus ou moins étendues qui s'ulcèrent à leur sommet.

Mon collègue, le docteur Brault, a eu l'obligeance de me communiquer des préparations d'ulcérations du pharynx et de la langue survenues au cours de la dothiénentérie. Je dois avouer que je n'ai pas retrouvé sur les belles préparations de Brault les détails qui s'observaient toujours avec une si grande régularité dans les lésions intestinales.

Autour de la solution de continuité, les mailles du tissu conjonctif sont envahies par des cellules embryonnaires notablement augmentées de volume. Je n'ai rencontré aucune trace de réticulum. Au-dessous les vaisseaux dilatés et remplis de globules rouges présentent un certain épaississement de leurs parois. Les cellules embryonnaires se prolongent assez loin dans la muqueuse, mais elles diminuent de fréquence et de volume à mesure qu'elle s'éloignent du point ulcéré.

S'agissait-il dans ce cas d'une destruction complète d'un follicule dont il ne subsistait aucun élément? Ou bien n'était-ce pas un petit abcès ouvert à la surface de la muqueuse, et dont l'origine remontait à l'altération d'un follicule voisin? A. Chauffard a observé dans la muqueuse gastrique des exemples d'abcès qui s'ouvraient ainsi à distance.

Il n'est pas impossible d'ailleurs qu'il se produise une petite ulcération sans qu'il soit permis de la rattacher à une lésion folliculaire. Aussi la pièce d'ulcération de la langue que je dois à la complaisance du docteur Brault provenait de la région de la pointe, c'est-à-dire d'un point éloigné de tout follicule apparent.

Dans ce cas le fond de l'ulcération offrait une très grande ressemblance avec celui de l'ulcération pharyngée. Il était absolument tapissé de grosses cellules lymphatiques plus ou moins déformées, et répondait à la couche profonde du derme muqueux. L'orifice de la plaie avait fait une petite brèche au milieu des cellules épidermiques. Sur les bords de l'ouverture, l'épiderme était légèrement soulevé, et les cellules cornées dissociées comme par un exsudat. Ces deux observations, les seules qu'il m'ait été possible de réunir pendant la rédaction de ce travail, ne présentent donc que des rapports très éloignés avec le sujet qui m'occupe. Faut-il les regarder comme contradictoires? Cela n'est pas admissible ; la disposition des follicules clos à l'état normal est sujette à trop de variations pour qu'on ne puisse soupçonner l'existence de follicules rudimentaires sur des points éloignés de ceux où on les rencontre habituellement.

De plus, n'est-il pas permis de supposer que de petites ulcérations puissent se développer à la surface de la langue sous l'influence d'accidents locaux, sans rapport appréciable avec le processus typhique.

Les ulcérations des amygdales sont encore plus rares que celles du pharynx et de la langue, avec lesquelles elles offrent d'ailleurs une parfaite analogie, aussi ne méritent-elles pas une description spéciale.

Les ulcérations de l'œsophage, également très rares, se rencontrent surtout dans le voisinage du cardia ; elles ont une marche analogue à celle des ulcérations buccales.

Quoi qu'il en soit, ces lésions sont aujourd'hui rapportées par tous les histologistes aux follicules plus ou moins rudimentaires qui existent dans ces régions. MM. Cornil et Ranvier, dans leur dernière édition de leur traité d'histologie pathologique, acceptent résolument cette interprétation, et concluent en faveur de l'assimilation des lésions intestinales avec ces phénomènes éloignés. Louis et Chomel avaient cherché à séparer au début ces deux ordres de lésions, mais on doit certainement les réunir aujourd'hui et les regarder à divers degrés comme des manifestations propres à l'empoisonnement typhique.

Larynx. — Le larynx nous fournit d'ailleurs des observations plus nettes, et établissant d'une manière indiscutable la parenté de ces lésions.

Cependant on pourrait se plaindre ici de la même pénurie de documents ; ce n'est pas que les observations manquent, mais on a guère envisagé la question qu'au point de vue clinique, et les descriptions ne portent guère que sur les caractères anatomiques appréciables à l'œil nu. Tous les ouvrages classiques depuis Louis, Chomel, Trousseau etc., ont cité des exemples de laryngites ulcéreuses au cours de la fièvre typhoïde, mais on ne soupçonnait pas à cette époque les rapports de structure que la muqueuse du larynx pouvait présenter avec celle de l'intestin.

Cependant, bien que l'attention ait été appelée sur ce point depuis le travail de Coyne, on ne trouve de description complète des lésions laryngées de la fièvre typhoïde que dans le Traité d'histologie pathologique de MM. Cornil et Ranvier. Cette description est principalement basée sur les deux observations qui ont été publiées dans le Bulletin de la Société anatomique en 1880, l'une par MM. Cornil et Brault, l'autre par mon collègue et ami le Dr Galliard.

Toutefois les observations que l'on rencontre dans les anciens auteurs donnent de précieux renseignements sur le siège des ulcérations. Elles sont constamment localisées au voisinage du ventricule, soit sur la corde vocale supérieure, soit sur la corde vocale inférieure, soit au niveau de la commissure. Or, ce sont précisément ces points que Coyne désigne comme le siège principal des follicules clos.

En général, d'après M. Cornil, la lesion commence au

niveau de ces follicules par le processus que nous connaissons.

Les mailles du tissu réticulé sont distendues par les cellules qui subissent une multiplication très rapide.

En même temps les régions voisines de la muqueuse s'infiltrent d'éléments embryonnaires, et l'on ne tarde pas à observer dans ces cellules des phénomènes analogues à ceux que j'ai décrits dans l'intestin et le ganglion. Les cellules tuméfiées prennent l'aspect épithélioïde, les noyaux se multiplient; ces détails étaient très accentués sur les préparations que M. le professeur Cornil a eu la bienveillance de mettre à ma disposition.

Cette infiltration des éléments embryonnaires envahit les glandes acineuses de la région. Non seulement on rencontre de nombreuses cellules lymphatiques dans les espaces qui séparent les acini, mais il en existe également dans les culs-de-sac glandulaires eux-mêmes. En même temps l'infiltration se prolonge dans les couches profondes jusqu'à la surface des cartilages, et il se développe consécutivement de petits abcès au fond desquels on trouve les cartilages dénudés et nécrosés.

Jusqu'ici les lésions ont une analogie assez grande avec celles que nous connaissons, mais toute la partie superficielle du larynx présente des altérations spéciales dont les rapports avec les précédentes sont difficiles à déterminer. Dans les deux observations que j'ai citées, la surface de la muqueuse était absolument tapissée par une fausse membrane épaisse, qui s'étendaient jusqu'au cinquième anneau de la trachée dans le cas de M. Galliard, jusqu'aux bronches dans le cas de M. Cornil. Ces fausses membranes n'étaient pas seulement étalées à la surface, ce n'était pas un produit muqueux, croupal des Allemands, mais bien une production diphthérique dans le sens que les Allemands attachent à ce mot. En effet, la membrane se confond sur tous les points avec les couches superficielles de la muqueuse, dont il est impossible de la distinguer ; c'est-à-dire que la muqueuse du larynx a subi elle-même une dégénérescence fibreuse très nette : on distingue entre les mailles conjonctives un exsudat fibrineux emprisonnant des cellules lymphatiques plus ou moins altérées, et qui se continue sans démarcation avec la fausse membrane.

Ces phénomènes sont absolument semblables à ceux qu'on observe dans la diphthérie ; et l'examen des couches profondes à cette période ne suffirait pas à faire reconnaître les lésions typhiques.

Cependant, M. Cornil signale comme élément de diagnostic la dilatation considérable des vaisseaux et leur congestion intense, immédiatement au-dessous de la fausse membrane. Dans le cas de Galliard, il existait même de petites hémorrhagies autour des vaisseaux et jusque dans les mailles de l'exsudat fibrineux.

En général, ces phénomènes congestifs sont moins accentués dans la diphthérie.

Corps thyroïde. — Faut-il ajouter à ces lésions celles qui ont été observées quelquefois dans le corps thyroïde ? C'est un point discutable. Bien que Frey décrive cette glande avec les organes lymphoïdes, il ne signale lui-même chez elle que très vaguement des rapports de structure avec les divers organes que nous venons de passer en revue. Cependant je puis signaler, à titre de document complémentaire, quelques cas de thyroïdite observée au cours de la fièvre typhoïde. Griesinger en a observé quatre exemples.

Lucke, Liebermeister, Kocher, ont cité des cas analogues. Ces faits sont reproduits dans la thèse de Pinchaud 1881) avec deux observations nouvelles.

Le plus souvent l'affection se termine par la suppuration. En résumé, cette lésion me paraît plutôt rentrer dans les inflammations glandulaires communes à la fin de la maladie.

CHAPITRE VI.

LÉSIONS DE LA RATE.

On connaît encore fort mal les altérations de la rate au cours de la fièvre typhoïde et les nombreuses contradictions qui existent à ce sujet dans les auteurs démontrent assez les difficultés que présente cette étude. Les fonctions de la rate à l'état physiologique sont trop incomplètement définies aujourd'hui pour que l'on puisse analyser avec fruit la transformation de ses éléments à l'état pathologique.

La rate est constamment hypertrophiée au début de la dothiénentérie ; on ne rencontre que de très rares exceptions à cette loi, cependant il me semble qu'on exagère un peu cette hypertrophie. En effet, Murchison, résumant les recherches de Louis, de Jenner et d'Hoffmann sur ce point, les compare à ses recherches personnelles, et il arrive à démontrer qu'en poids et en volume la rate est deux ou trois fois plus considérable qu'à l'état normal dans les cas ordinaires ; exceptionnellement elle atteint quatre ou cinq fois sa grosseur physiologique. Il est évident que cette hypertrophie est considérable, mais elle est inférieure, toutes proportions gardées, au développement invraisemblable que sont susceptibles de prendre au début les ganglions mésentériques et les plaques de Peyer. Il n'en est pas moins vrai que cette tuméfaction de la rate a suffi pour en déterminer quelquefois la rupture (Rokitansky).

Dans la seconde période de la maladie, elle diminue notablement et ne dépasse guère le double du volume normal. Sa consistance se modifie également : dure, tendue dans la première période, la rate devient molle, diffluente dans la seconde. Ces caractères sont d'ailleurs parfaitement indiqués dans tous les ouvrages classiques.

Quant aux modifications postérieures à la maladie, elles ne sont pas parfaitement connues. En général, il reste un peu d'épaississement de la capsule ; quelques traces de péritonite localisée. Dans une de mes observations, la rate était notablement atrophiée ; elle avait à peine les deux tiers du volume normal.

Griesinger signale 9 fois sur 118 autopsies des lésions graves de la rate, constatées à une époque plus ou moins avancée de la maladie. Il s'agissait, dans ces cas, d'infarctus et d'abcès souvent multiples.

Hoffmann signale également 9 cas d'infarctus sur 250 autopsies.

Les lésions de la rate ont été surtout étudiées au point de vue histologique par Billroth ; il signala la présence d'éléments analogues à ceux qu'on trouve dans les follicules de l'intestin.

Birch Hirschfeld (Der acute Milztumor in Archiv. der Heilkunde, 1872) a cherché à expliquer la tuméfaction de la rate par l'accumulation des microbes dans les éléments de cet organe. Il suppose que les organismes infectieux qui seraient localisés dans les globules blancs du sang seraient retenus dans le tissu splénique ; cette théorie a été réfutée par Socoloff. (Zur Pathologie des acuten Milztumors, Virchow's Archiv., 1876.)

Je suivrai dans l'étude histologique des lésions de la

rate la même division que j'ai adoptée pour les ganglions et l'intestin.

Première période. — Elle est constituée, comme la période correspondante des altérations intestinales et mésentériques, par une énorme congestion des vaisseaux, qu'accompagne une prolifération assez marquée des cellules lymphatiques. Mais cette dernière partie du processus est beaucoup moins accentuée que dans les autres organes. Il ne faut pas oublier, en effet, que la rate ne fait qu'une part restreinte au tissu lymphoïde ; une grande partie du parenchyme est occupée par des vaisseaux sanguins. Aussi, sur des coupes de la rate, à cette période de la maladie, on ne rencontre partout que d'immenses traînées de globules rouges, masquant la trame réticulée de la rate et les follicules eux-mêmes (corpuscules de Malpighi).

Billroth regardait le système folliculaire de la rate comme pauvre en cellules ; sur des pièces traitées légèrement par le pinceau, les globules rouges ayant été en partie enlevés, les cellules lymphatiques emprisonnées dans les mailles du réticulum folliculaire sont conservées en grand nombre, et on peut voir qu'il existe une multiplication notable de ces cellules, mais il est vrai que cet accroissement en nombre n'est pas aussi accentué que dans les parties correspondantes des ganglions ou des follicules intestinaux.

Le phénomène qui domine, c'est la dilatation et la réplétion des vaisseaux sanguins. Sur quelques points on distingue nettement des extravasations de globules rouges; il existe même par places de petits foyers hémorrhagiques.

Deuxième période. — Dans la seconde période, c'est-à-dire vers le douzième jour, les vaisseaux sont beaucoup moins distendus ; les artères sont pour la plupart vides de sang. On voit encore dans les espaces caverneux du réseau sanguin des traînées de globules rouges, mais ils sont moins pressés que dans la période précédente, et l'on distingue plus facilement le système folliculaire, dont les cellules ont subi un certain degré de prolifération. Sur les préparations colorées au picro-carmin, le système folliculaire se dessine en arborisations rouges très nettes qui tranchent sur le fond jaunâtre et plus clair des réseaux sanguins. Ces cellules lymphatiques sont notablement augmentées de volume ; elles présentent pour la plupart les caractères polymorphes que j'ai décrits, et sont très riches en noyaux. Un fait assez remarquable, c'est que, même à une époque avancée de la deuxième période on ne rencontre qu'un petit nombre de ces éléments ayant subi la tranformation vitreuse où la dégénérescence granulo-graisseuse ; on voit bien quelques-unes de ces cellules épithélioïdes subir ces modifications, mais, je le répète, elles sont moins nombreuses que dans l'intestin et dans les ganglions.

Les lésions les plus remarquables se rencontrent sur les vaisseaux ; les artères et les canaux eux-mêmes présentent des altérations constantes et très nettes. Du côté des artères, ce sont les lésions que nous connaissons déjà pour les avoir observées dans l'intestin.

Les tuniques sont notablement épaissies et infiltrées de cellules ; la gaine lymphatique remplie de cellules forme autour de chaque artère une couronne à plusieurs rangées, la tunique interne est hérissée de végétations très saillantes, qui diminuent sensiblement la lumière du vaisseau :

quelquefois même on trouve au centre du tube artériel de grosses cellules endothéliales tuméfiées, vitreuses, qui l'oblitèrent plus ou moins complètement.

Ces diverses altérations se rencontrent très nettement sur la plupart des préparations ; mais elles étaient particulièrement remarquables sur des pièces que M. G. Dubar a eu l'obligeance de me communiquer. Il s'agissait d'un sujet mort du quinzième au vingtième jour de la maladie environ.

Les canaux veineux présentent des lésions également très prononcées : les cellules fusiformes propres à l'endothélium de leurs parois sont presque partout détachées : elles ont pour la plupart subi la transformation vitreuse ; les unes conservent encore un noyau bien coloré, les autres ont perdu leur noyau et ne sont reconnaissables qu'à leur forme toute spéciale. Les fibres arciformes que recouvrent ces cellules à l'état normal sont détachées sur un grand nombre de points, et on voit leurs débris tuméfiés, ondulés, se mélanger aux cellules endothéliales et lymphatiqes plus ou moins dégénérées.

On rencontre encore au milieu de ces éléments de petites granulations amorphes, très brillantes, qui paraissent provenir de la fragmentation des cellules dégénérées.

Telles sont les altérations communes de la substance splénique dans les points où l'on ne découvrait pas de graves désordres à l'œil nu.

Car, outre ces lésions histologiques, j'ai pu constater dans plusieurs cas des infarctus plus ou moins étendus.

Dans une de mes observations, il existait un très grand nombre de petits infarctus très limités, sous la capsule, et même dans la profondeur du parenchyme splénique.

La capsule reste assez généralement intacte, excepté

dans les points où il s'est produit des infarctus ou des abcès ; partout ailleurs elle ne présente qu'une très légère infiltration de cellules embryonnaires qui manque encore sur beaucoup de points.

L'importance que prennent dans la rate les lésions artérielles explique suffisamment la production des infarctus, aussi ne me paraît-il nullement nécessaire d'invoquer, comme le fait Liebermeister, une embolie d'origine cardiaque pour expliquer l'oblitération des vaisseaux.

Troisième période. — La partie la plus difficile à interpréter est certainement la façon dont se terminent les altérations de la rate dans les cas favorables.

Les modes de terminaison fatale sont suffisamment connus. On sait que des infarctus volumineux peuvent se ramollir, se transformer en abcès (Leudet). Le foyer s'ouvre dans le péritoine et détermine rapidement des accidents mortels.

On sait également qu'il peut se former des abcès dans la rate, susceptibles de déterminer des accidents locaux graves, ou d'entraîner par leur résorption la pyohémie.

On sait que de petits infarctus peuvent parfaitement exister dans quelques points de la rate sans entraîner de désordres graves. Liebermeister admet même que les petits abcès et les infarctus de peu d'étendue peuvent se résorber intégralement. Mais ce qui est encore inconnu, ce sont les modifications à l'aide desquelles se fait la réparation du tissu splénique en dehors même de ces graves lésions. Lorsqu'il s'agissait des ganglions et de l'intestin, nous avons admis la résorption des cellules dégénérées dans les voies lymphatiques par une véritable digestion. Mais, ici, le système lymphatique est très peu développé ; ses dernières ramifications n'ont pas été démontrées en dehors des gaines lymphatiques, et il paraît peu probable que ce soit la voie de la résorption. Ces masses dégénérées passeraient-elles directement dans le courant sanguin ? Leur situation tend à le faire croire, mais comment expliquer leur innocuité relative? On serait à juste titre surpris de la rareté des accidents pyohémiques après la fièvre typhoïde en voyant ces éléments envahir le courant circulatoire.

Et en outre, comment se fait la reproduction des fibrilles arciformes des canaux veineux?

Si nous avons vu frappées de destruction les parties des follicules clos où il s'était produit une solution de continuité du réticulum, que penser de la réparation de semblables lésions dans la rate? J'avoue que la réponse à toutes ces questions me paraît impossible aujourd'hui; je n'ai trouvé aucun renseignement précis à cet égard dans les nombreux ouvrages qui traitent de cette matière, et je n'ai pu trouver dans mes recherches la solution de cette intéressante question.

CHPITRE VII.

ÉTUDE SYNTHÉTIQUE DU PROCESSUS TYPHIQUE DANS LES ORGANES LYMPHOIDES.

Si l'on jette un coup d'œil d'ensemble sur les descriptions qui précèdent, on est frappé de l'analogie que présentent les lésions des divers organes que je viens de passer en revue. Bien que des particularités de siège, d'étendue, de durée, aient pu modifier les détails du processus, on n'en retrouve pas moins distincts dans chacun de ces organes tous les caractères essentiels de l'altération typhique.

L'évolution de ces lésions comprend comme je l'ai dit trois phrases successives. Dans la première on peut suivre le développement des éléments nouveaux, dans la seconde leur destruction, et dans la troisième les phénomènes qui conduisent à la réparation ou à l'aggravation des désordres primitifs.

Première période. — I. La *première période est essentiellement caractérisée par l'inflammation.* Dès le début on observe une énorme congestion des vaisseaux sanguins et une multiplication très marquée des cellules. Ces phénomènes communs à toutes les inflammations se manifestent toutefois ici avec une intensité et une rapidité remarquables ; je ne crois pas qu'on les rencontre à un pareil degré dans d'autres affections. L'examen à l'œil nu et l'étude histologique des tissus lymphoïdes ne laissent aucun doute sur cette première phase. La dilatation porte sur tous les vaisseaux sanguins : artères, veines, capillaires, apparaissent distendus par le sang qui les remplit. En même temps les cellules lymphatiques se multiplient avec une extrême rapidité et encombrent littéralement les mailles du tissu réticulé.

Il n'y a pas seulement un rapport de coïncidence entre ces deux phénomènes ; la prolifération cellulaire me paraît manifestement être sous la dépendance de la suractivité de la circulation sanguine. M. Ranvier a démontré que l'oxygène mis au contact des cellules lymphatiques provoquait leur accroissement et leur multiplication. L'apport de l'oxygène augmentant en raison directe de l'activité circulatoire, il est donc vraisemblable que la multiplication des cellules soit singulièrement exagérée.

Toutefois ces phénomènes sont loin de se présenter avec la même intensité dans toute la série lymphoïde. Atteignant leur maximum dans les follicules clos de l'intestin, dans les glandes mésentériques et la rate, ils peuvent faire absolument défaut dans les follicules de l'estomac, du larynx et de la cavité buccale, où ne s'y manifester que très légèrement.

On pourrait à ce point vue diviser les organes lymphoïdes en deux groupes.

Le premier comprenant l'intestin, la rate et les ganglions mésentériques formerait la base fondamentale des lésions typhiques.

Le second groupe, comprenant tous les autres organes lymphoïdes ne prend qu'une part accessoire au processus. J'ai souvent examiné des ganglions lymphatiques recueillis dans diverses régions éloignées du mésentère, je n'y ai jamais rencontré d'altérations appréciables, alors même que les lésions des ganglions mésentriques présentaient une extrême intensité.

De même l'examen de l'estomac, du pharynx, du larynx dans les cas ordinaires, alors que l'on n'a pas observé d'accidents propres à ces organes, ne donne que des résultats négatifs. C'est à peine si les follicules y sont plus accusés qu'à l'état normal.

Mais il peut arriver que le processus se localise plus particulièrement sur la muqueuse de l'estomac, sur celle du larynx, etc., et l'on voit soudainement les désordres locaux prendre une importance jusqu'à un certain point comparable à celle des lésions fondamentales. Je ne peux pas entrer ici dans toutes les nuances de l'altération typhique, aussi faut-il envisager surtout les lésions du premier groupe, puisqu'elles nous offrent le type le plus complet.

On voit donc que la congestion des vaisseaux et la multiplication des cellules ont pris un développement vraiment extraordinaire. Il suffit pour s'en rendre compte de comparer les follicules des ganglions ou de l'intestin à l'état normal et au début de la fièvre typhoïde : leur volume est couramment 5, 8 ou 10 fois plus considérable qu'à l'état normal.

C'est dans les ganglions du mésentère que l'altération se présente avec la plus grande régularité : si elle offre de légères variations dans la masse totale des glandes mésentériques, elle se rencontre d'une façon à peu près uniforme dans les divers éléments du même ganglion. Les cellules de formation nouvelle occupent toutes les mailles du système folliculaire et du système caverneux, elles rendent à peu près impossible la distinction entre ces deux tissus. Le réticulum est plus fragile, mais les fibrilles ne présentent que des modifications insignifiantes.

Dans l'intestin la lésion est moins régulière : elle se montre à divers degrés dans les follicules d'une même plaque, et les plaques sont attaquées sans ordre appréciable sur les divers points de l'appareil lymphoïde. Les cellules présentent dès le début des altérations plus marquées que celles du ganglion, elles sont tuméfiées, et dès cette époque un grand nombre d'entre elles deviennent granuleuses. Ce sont les mailles situées autour des follicules qui renferment toujours les cellules les plus altérées.

Du côté de la rate, les lésions de l'appareil circulatoire prédominent : la multiplication des cellules dans les gaînes lymphatiques et dans les corpuscules de Malpighi est notablement moins exagérée que dans les organes précédents. En revanche, le réseau si compliqué des canaux veineux a pris un développement considérable, et c'est principalement à la congestion vasculaire que peut être rapportée l'hypertrophie splénique.

Telles sont les lésions essentielles de la première période ; elles correspondent à peu près à la première phase du processus clinique. On peut les rattacher aux dix ou douze premiers jours de la maladie. C'est l'époque des congestions multiples, de l'hyperthermie ; c'est ce qu'on pourrait appeler la période active de la fièvre typhoïde.

Deuxième période. — II. Mais bientôt on voit survenir des modifications importantes : les éléments de nouvelle formation s'accroissent en volume. Les cellules lymphatiques réduites à de simples noyaux à l'état normal, prennent un développement insolite.

Le noyau s'entoure d'une couche plus ou moins épaisse

de protoplasma : en un mot la cellule se rapproche du type épithélial. Les noyaux, continuant à s'accroître, s'allongent, se segmentent, et bientot les mailles du réticulum sont remplies d'éléments polymorphes, vastes cellules globuleuses, polygonales, étoilées, renfermant un ou plusieurs noyaux. En même temps les vaisseaux sanguins, jusque-là distendus par les globules rouges, sont comprimés par les éléments de nouvelle formation : leurs parois infiltrées de cellules embryonnaires sont épaissies. Souvent même il existe à la surface de la tunique interne de petites végétations auxquelles se mêlent les cellules tuméfiées de l'endothélium. En raison même de leur grand nombre, en raison de la circulation moins active, la nutrition de ces éléments devient très rapidement insuffisante, et l'on assiste à leur destruction.

Le plus souvent cette destruction commence par la transformation du protoplasma qui devient vitreux ou granuleux et ne tarde pas à se fragmenter. Cette altération des cellules presque aussi rapide que leur accroissement est extrêmement remarquable; elle s'observe principalement sur les cellules lymphatiques dont on peut étudier toutes les modifications successives sur une même préparation, mais on la rencontre aussi sur les cellules endothéliales des espaces lymphatiques et des vaisseaux sanguins.

Les cellules ainsi transformées sont toujours plus nombreuses dans les mailles du tissu caverneux que dans celles du tissu folliculaire. Cependant le siège initial de ces modifications paraît être plutôt dans le système folliculaire, et leur passage dans le système caverneux semble un des modes d'élimination.

C'est en effet dans les sinus des ganglions ou dans les

larges mailles qui entourent les follicules intestinaux que se rencontrent constamment ces cellules altérées alors qu'elles ont disparu des follicules. Souvent avec ces cellules vitreuses on rencontre dans ces espaces de petits amas de substance amorphe ; irréguliers, tantôt réunis en blocs simulant une embolie, tantôt ressemblant à une fine poussière, on peut les considérer comme provenant de la fragmentation des cellules dégénérées. Ces éléments forment quelquefois par leur réunion de petits foyers caséiformes qui ont pu être pris pour des abcès. Le réticulum du tissu folliculaire présente à cette période un certain degré de tuméfaction : ses fibrilles sont moins nettes cependant elles résistent encore pour la plupart.

Dans les ganglions mésentériques les altérations répondent rigoureusement au type que je viens d'esquisser.

Dans l'intestin et dans la rate les lésions vasculaires sont beaucoup plus accentuées.

Au niveau des follicules en voie d'altération on rencontre fréquemment l'oblitération des artérioles et des capillaires, et ces thromboses vasculaires paraissent jouer un rôle important dans la production des eschares. Une autre circonstance vient encore expliquer l'altération presque constante des follicules altérés : les follicules clos de l'intestin ne sont pas entourés comme ceux des ganglions par des canaux lymphatiques qui leur forment un anneau complet. La partie supérieure du follicule arrive presque directement à la surface de la muqueuse, et c'est justement le point où fait à peu près défaut le réseau lymphatique. Il en résulte que les foyers caséiformes produits par les cellules altérées ont une grande tendance à s'éliminer par cette voie. D'ailleurs le processus se manifeste toujours avec plus d'intensité dans les follicules intestinaux que dans les ganglions.

Les autres organes de la région, glandes, villosités, ne prennent qu'un part extrêmement restreinte à l'altération typhique. Ils sont plus ou moins envahis par les éléments de nouvelle formation, détruits avec eux et éliminés, mais leur rôle reste absolument passif.

L'intensité des lésions vasculaires de la rate explique la fréquence des infarctus et des hémorrhagies dans le parenchyme splénique ; c'est en effet la complication la plus constante de l'altération de la rate, et le plus souvent même les abcès qu'on y a rencontrés sont dus au ramollissement et à la transformation des infarctus.

Les autres organes de la série lymphoïde présentent des lésions analogues, dans le cas où ils sont l'objet de localisations spéciales. C'est ainsi que l'on peut observer dans l'estomac, dans le larynx, dans les follicules du pharynx, de petits abcès ou des ulcérations qui résultent de l'ouverture de ces abcès. Mais le point de départ a été constamment dans l'infiltration des follicules clos et dans la destruction ultérieure des produits de nouvelle formation.

Telles sont les phénomènes de la deuxième période : *ils consistent essentiellement dans la destruction des produits de la première période et dans l'apparition de lésions vasculaires plus ou moins généralisées.*

Cette période correspond à la phase des ulcérations intestinales, c'est le moment des oscillations de la courbe thermique, correspondant en général du douzième au vingtième jour de la maladie.

Troisième période. — III. La troisième période, extrêmement variable dans ses caractères cliniques et dans ses caractères anatomiques,est aussi celle qui présente les plus grandes variétés dans les divers organes de l'appareil lymphoïde. Il est difficile en effet de comparer la réparation des ganglions mésentériques où il ne s'était pas produit, pour ainsi dire, de perte de substance à la cicatrisation des lésions ulcéreuses plus ou moins étendues de la muqueuse intestinale.

Cependant on arrive encore à retrouver des analogies : la réparation intégrale du ganglion se fait d'une façon très simple. Les détritus granuleux et vitreux provenant des cellules fragmentées s'éliminent dans le courant lymphatique par une sorte de digestion, C'est la même chose qui a lieu dans les plaques intestinales lorsqu'elles n'aboutissent pas à l'ulcération. L'élimination terminée, les voies lymphatiques se rétablissent peu à peu et il ne reste guère qn'un épaississement plus ou moins prononcé des tuniques vasculaires.

Dans quelques cas l'ulcération intestinale persiste indéfiniment : les cellules lymphatiques subissent sans cesse la transformation épithélioïde pour se détruire d'une façon constante et le travail de destructiou gagnant en profondeur crée de nouveaux dangers. A cette phase correspond dans le ganglion la dégénérescence granulo-graisseuse, aboutissant à la formation d'abcès. Que deviennent ultérieurement ces abcès ganglionnaires? Le plus souvent la mort étant le résultat de ces ulcérations prolongées, on n'a pas le temps d'assister à des complications dues aux accidents propres des ganglions. Dans quelques cas, ces abcès finissent par se résorber partiellement et il ne reste qu'un petit noyau de substance calcifiée qu'enkystent des travées fibreuses. Cependant Gendron (1829) a signalé l'observation d'un abcès énorme ayant eu son point de départ dans les ganglions du mésentère. Mais cet accident est très rare, et on ne le rencontre que d'une façon tout à fait exceptionnelle.

Quant à la sclérose du ganglion, dont le développement autour des vaisseaux sanguins s'accomplit d'une manière si remarquable, elle n'a qu'une analogie très imparfaite avec la transformation fibreuse qui résulte de la cicatrisation des ulcérations intestinales. La perte de substance qui manque dans le premier cas a dans le second une importance capitale, et suffit à empêcher le rapprochement de ces deux modifications.

Les phénomènes observés du côté de la rate ont une physionomie toute spéciale qui est due à la différence des voies d'élimination. Aussi la difficulté que présente l'expulsion des produits morbides, en l'absence de larges voies lymphatiques, vient-elle augmenter la persistance des lésions locales. La régression de la rate se fait beaucoup plus lentement que celle de l'intestin et des ganglions. Quelques auteurs ont même prétendu que lorsqu'il survenait une rechute la rate demeurait tuméfiée entre les deux atteintes de la maladie. Ce fait n'est pas justifié par les observations cliniques.

La réparation des autres organes lymphoïdes se fait de la même façon que celle des lésions intestinales. S'il y a eu ulcération, la plaie détergée se couvre de tissu embryonnaire qui subit ultérieurement l'évolution fibreuse. Si la résolution se fait directement, les cellules altérées sont peu à peu entraînées par le courant lymphatique.

Cette troisième période est donc constituée par le retour à l'état normal ou par l'aggravation des lésions typhoïdes elle répond à la terminaison de la maladie, à l'abaissement de la température.

Nature du processus typhique. — Son évolution. Quelle est exactement la nature de ces lésions? S'agit-il d'une inflammation commune, banale, analogue à celle qu'on peut observer sous les influences les plus variées? Ou bien au contraire faut-il considérer les manifestations de la fièvre typhoïde comme étant dues à une lésion spécifique? Je n'hésite pas à accepter cette dernière opinion, tout en renouvelant les réserves que j'ai formulées plus haut à propos de la spécificité des lésions cellulaires. Il n'y a pas, il ne saurait y avoir de cellule typhique pas plus qu'il n'existe de cellule tuberculeuse ou cancéreuse, mais ce qui est indiscutable, c'est qu'il existe un ensemble de phénomènes propres à la fièvre typhoïde, se retrouvant avec des caractères analogues dans des tissus similaires, et méritant la désignation de processus typhique. Les grosses cellules épithélioïdes, vitreuses ou granuleuses se rencontrent dans toutes les maladies infectieuses. On voit les cellules endothéliales ou même les cellules lymphatiques subir des transformations analogues dans la diphthérie, dans la variole, etc., mais ce qu'on ne voit pas dans ces maladies c'est la localisation des lésions au système lymphoïde, leur marche particulière, et leur évolution qui conserve partout les mêmes caractères. Que l'on examine par exemple un ganglion enflammé consécutivement à une lymphangite quelconque, que l'on étudie un intestin tuberculeux et l'on sera frappé immédiatement des différences fondamentales que présentent les lésions. Si intense que soit l'inflammation du ganglion, on n'observe pas les transformations cellulaires que j'ai décrites : les éléments sont moins confondus, la prolifération moins active qu'au début de la fièvre typhoïde, et la suppuration s'établit sans qu'on ait vu les cellules prendre le type épithélial et dégénérer isolément. Quant aux tubercules de l'intestin, si grande que soit l'affinité de l'inflammation tuberculeuse pour le système lymphatique, on ne rencontre jamais des lésions aussi généralisées et aussi uniformes que dans la dothiénentérie.

Aussi les histologistes allemands ont-ils depuis longtemps créé une place à part à l'inflammation typhique. Dans sa classification des néoplasies Virchow la classe immédiatement à côté de la leucémie, en raison de sa tendance à la prolifération.

Que doit-on penser maintenant des manifestations si remarquables du processus typhique dans les organes lymphoïdes? S'agit-il d'une véritable localisation de la maladie? La dothiénentérie ne serait-elle dans son expression anatomique qu'une altération du tissu réticulé? L'histologie normale fournit d'avance une réponse à ces questions. Si spéciale que soit la configuration du tissu réticulé, on ne saurait le regarder comme absolument séparé des autres formes du tissu conjonctif dont il est une modification. Dans l'intestin on saisit déjà par une transition insensible le passage du tissu réticulé au tissu conjonctif lâche qui forme la couche sous-muqueuse, certains petits follicules de la langue, du larynx ne consistent réellement que dans la disposition aréolaire de quelques fibres lamineuses, et ces nuances se perdent peu à peu dans les couches voisines. D'autres tissus tels que la névroglie, tiennent à la fois du tissu conjonctif et du tissu réticulé. Il n'est donc pas surprenant de constater dans l'évolution du processus typhique le passage presque insensible des lésions au tissu conjonctif des divers organes. Le développement extraordinaire des lésions dans les organes lymphoïdes paraît tenir d'une part à la grande quantité des cellules qui existent dans ces tissus à l'état normal, et d'autre part aux rapports très intimes qui unissent dans ces organes le système lymphatique au système sanguin

Aussi en raison de ces circonstances éminemment favorables à l'évolution du processus typhique, l'altération atteint dans les organes lymphoïdes le maximum de son développement. C'est là surtout qu'elle manifeste sa tendance destructive, ulcéreuse, mais les lésions secondaires qu'elle détermine dans les divers organes de l'économie ne sont pas sans analogie avec le phénomène que nous venons d'étudier.

En effet les lésions parenchymateuses de la dothiénentérie se manifestent principalement dans les organes qui offrent une certaine parenté de structure avec le tissu réticulé. Dans le système nerveux, l'altération se localise surtout aux gaines lymphatiques des vaisseaux (Popoff) ou au pourtour des fines ramifications vasculaires qui se distribuent dans la névroglie. Dans le système osseux, les altérations ont principalement pour siège la couche médullaire sous-périostique ou le canal central de la moelle osseuse, dont les analogies avec les organes hématopoiétiques ont été récemment mises en lumière par Bizzozzero. Quant aux autres manifestations viscérales de la fièvre typhoïde, il est très remarquable de voir qu'elles ont constamment pour point de départ les espaces conjonctifs qui entourent les vaisseaux. C'est ainsi que dans le foie, dans les reins, on rencontre entre les éléments glandulaires des agglomérations de cellules lymphatiques constituant parfois de petits abcès miliaires. Les lésions des cellules propres des glandes ne sont jamais que secondaires, et consécutives aux altérations interstitielles.

Du reste les glandes qui sont séparées par un tissu

conjonctif lâche à mailles aréolaires, comme le testicule, les glandes salivaires, présentent une prolifération beaucoup plus active des cellules, et une tendance plus marquée à la destruction.

Mais je ne veux pas prolonger l'examen de ces analogies qui m'éloignerait de mon sujet.

Il reste maintenant à interpréter la marche du processus typhique, et à préciser les rapports exacts qui relient ces différentes manifestations. Faut-il considérer la lésion des ganglions comme subordonnée à l'ulcération intestinale, comme étant en quelque sorte l'adénite provoquée par une plaie de la région ? Ou bien est-on autorisé à envisager l'ensemble des altérations typhoïdes comme concourant au même degré à former la base de la maladie? Les deux opinions ont été également défendues, et présentent en leur faveur de nombreux arguments. Il est à remarquer que la lésion intestinale paraît offrir constamment une évolution plus avancée que la lésion ganglionnaire. En outre, les ganglions les plus volumineux se rencontrent assez régulièrement dans le voisinage de l'angle iléo-cæcal, c'est-à-dire en rapport direct avec les ulcérations les plus développées. Cependant il existe de nombreuses exceptions à ces règles. Dans une de mes observations où les ulcérations étaient absolument limitées au gros intestin, les ganglions du mésentère présentaient des lésions qui, étudiées à l'œil nu et au microscope, coïncidaient absolument avec les formes ordinaires ; depuis longtemps les auteurs signalent une disproportion fréquente entre l'étendue, la gravité des lésions intestinales et les altérations des ganglions.

De plus, on a signalé des abcès ganglionnaires de l'aine ou de l'aisselle au cours de la fièvre typhoïde, sans cause locale appréciable. Enfin je citerai un exemple intéressant que j'ai eu l'occasion d'observer au mois de mars 1882, dans le service de mon excellent Maître, M. le professeur Brouardel, à la Pitié.

Un jeune homme de 15 ans présenta durant quatre jours une tuméfaction douloureuse des ganglions carotidiens des deux côtés, au début d'une fièvre typhoïde, avant que les manifestations abdominales fussent nettement accusées. La gorge, examinée avec soin, ne présentait qu'une rougeur très légère, sans amygdalite, sans aucun exsudat. Il n'existait aucune plaie, aucune lésion appréciable du larynx. D'ailleurs l'adénite s'étendait manifestement à toute la chaîne des ganglions carotidiens des deux côtés. La fièvre typhoïde suivit un cours régulier, le malade guérit sans présenter au moment de la convalescence aucune manifestation ganglionnaire.

S'agissait-il ici d'une simple coïncidence, ou bien est-il permis d'admettre une certaine généralisation du processus typhique à tous les tissus lymphoïdes ?

Cette opinion me semblerait exagérée ; bien que mon attention ait été appelée de ce côté depuis un an, je n'ai jamais rencontré dans les autres ganglions des altérations analogues à celles des glandes mésentériques. Dans tous les cas où j'ai pratiqué l'examen de ganglions bronchiques, inguinaux, axillaires, il s'agissait nettement de lésions plus ou moins accentuées, répondant au type commun des adénites.

Si l'on envisage les autres organes lymphoïdes on voit que les altérations s'y accusent avec une grande irrégularité. Non seulement les accidents laryngés, gastriques, etc., sont relativement rares, mais j'ai déjà fait remarquer la dissémination irrégulière des lésions de l'intestin, puisqu'à côté de plaques malades on trouve des plaques saines ou très peu altérées.

J'ajouterai un détail qui n'est pas sans intérêt ; il semble dans certains cas que les manifestations, laryngées, pharyngées, etc., soient plus fréquentes dans certaines épidémies : voici quelques exemples de cette étonnante particularité.

Hoffmann, sur 250 autopsies, n'a observé que 28 fois des lésions du larynx. Griesinger en a rencontré 22 fois sur 100 cas.

En 1853, Heschl a remarqué l'absence absolue de lésions laryngées pendant six mois à Vienne, au cours d'une épidémie de fièvre typhoïde, alors que Hassinger, dans un village aux environs de Vienne en rencontrait de très nombreux cas pendant la même période.

A Paris, durant l'épidémie de 1880, on a présenté à la Société médicale des Hôpitaux et à la Société anatomique, plusieurs cas d'ulcérations laryngées. Au contraire, dans la dernière épidémie de 1882 les accidents laryngés ont été exceptionnels; sur plus de 400 fièvres typhoïdes observées à la Pitié, il ne s'en est présenté que 2 ou 3 cas. Cette influence épidémique est d'une interprétation assez difficile.

En s'appuyant sur les faits qui sont positivement acquis à la science, on arrive à résumer ainsi le développement du processus typhique.

La lésion se manifeste d'abord sur l'appareil folliculaire de l'intestin. Presque toujours elle se localise aux follicules agminés de l'intestin grêle, plus rarement aux follicules isolés de l'intestin grêle ou du gros intestin, et ce n'est que secondairement qu'elle gagne les ganglions mésentériques, puis ce n'est que tardivement qu'elle envahit les autres organes lymphoïdes et les différents viscères. Toutefois la lésion des glandes mésentériques est presque contemporaine de la lésion intestinale, dont elle se rapproche d'ailleurs par l'importance qu'elle prend ; ces deux altérations, avec celle de la rate, sont seules constantes. Les autres peuvent manquer, et lorsqu'on les observe, elles se développent presque toujours à une époque tardive, quelquefois même, quand les lésions de l'intestin ont achevé leur évolution.

Cette localisation constante du début a depuis longtemps attiré l'attention des auteurs qui s'occupent de l'étiologie de la fièvre typhoïde.

A une époque encore peu éloignée, l'habitude que l'on avait de considérer comme des glandes les follicules clos de l'intestin avait induit en erreur les pathologistes. On regardait ces prétendues glandes comme chargées d'éliminer le poison dothiénentérique, d'où l'intensité de leurs altérations.

Mais cette explication est en contradiction formelle avec les données physiologiques.

Loin de secréter ou d'excréter quoi que ce soit les follicules clos paraissent plutôt jouer un rôle actif dans l'absorption.

Aussi la théorie la plus généralement admise aujourd'hui regarde-t-elle les glandes de Peyer et les follicules clos comme étant le siège principal de la contagion. Bien que ce ne soit pas ici le lieu d'aborder des questions étiologiques, je résume rapidement les principaux points de cette théorie. Les organismes infectieux, quels qu'ils soient, mélangés par suite de circonstances quelconques aux aliments ou boissons (eau, vin, lait, bière, etc.), pénètrent avec eux dans le tube digestif. Ils sont absorbés avec le chyle, et passent avec lui dans l'appareil lymphoïde de l'intestin, où ils se localisent, y trouvant un terrain favorable à leur développement. Les follicules clos de l'intestin et les ganglions mésentériques, qui en sont en quelque sorte des annexes, seraient le premier terrain de culture de ces microbes qui pulluleraient ensuite dans tout l'organisme.

Cette théorie est essentiellement physiologique ; elle répond à merveille aux connaissances que nous possédons sur les inoculations en général. La détermination primitive d'accidents locaux au lieu même de l'inoculation et d'accidents secondaires sur des points éloignés est très satisfaisante.

Quelques auteurs ont voulu lui opposer une théorie pulmonaire, basée sur la respiration plus appréciable des miasmes répandus dans l'atmosphère.

Or, cette théorie a l'inconvénient de ne pas reposer sur de véritables phénomènes d'inoculation, puisque les accidents locaux manquent au début. De plus, la respiration des miasmes et poussières impalpables qui existent dans l'atmosphère peut avoir pour effet de les fixer pendant un certain temps dans l'arrière-bouche, d'où ils pénètrent dans le tube digestif. Leur pénétration par digestion semble d'ailleurs nécessaire, puisque leur passage au niveau des nombreux follicules clos de la langue et de l'isthme du gosier ne suffit pas pour les y fixer.

Si l'on admet leur culture dans l'appareil lymphoïde de l'intestin et du mésentère, comment explique-t-on leur transport ultérieur dans les viscères ? On peut discuter sur le choix de la voie lymphatique ou de la voie sanguine. Contre le transport par les lymphatiques on peut faire cette grave objection, c'est qu'il serait extraordinaire de voir l'immunité presque complète des ganglions des autres régions, alors que le système lymphatique présente de si riches communications entre ses diverses parties.

Le transport par le sang est d'autant plus admissible que l'on est à juste titre frappé des lésions constantes que présentent les vaisseaux sanguins, artères et capillaires, non seulement dans les appareils lymphoïdes, mais dans tous les viscères. Dans le rein et dans le foie notamment, j'ai observé une tuméfaction très nette et quelquefois la transformation vitreuse des cellules endothéliales.

A. Chauffard a signalé la même particularité dans les vaisseaux de l'estomac.

Il est donc vraisemblable d'admettre que le sang est l'agent essentiel de la transmission du principe morbide. Toutefois il est bon d'ajouter que les choses ne se passent pas toujours avec cette simplicité schématique. Si satisfaisantes que soient les théories basées sur l'anatomie pathologique, elles sont loin de répondre aux faits qui se présentent chaque jour. Les conditions de réceptivité particulières à chaque sujet infirment singulièrement toutes les conclusions théoriques.

Quant aux diverses manifestations viscérales de la maladie, il est facile de comprendre l'irrégularité de leur développement en raison même de l'irrégularité que présentent les lésions fondamentales. Nous avons vu que dans l'intestin les mêmes organes pouvaient subir à des dégrés divers l'altération typhique : ces divergences s'accentuent encore dans les manifestations générales de la fièvre typhoïde. Les complications survenues du côté de certains viscères semblent quelquefois prendre plus d'importance que les lésions de l'intestin. Depuis longtemps on a décrit des formes cérébrales, pulmonaires etc. suivant l'intensité des troubles nerveux ou respiratoires. Mais à côté de ces complications importantes, on pourrait également tenir compte des accidents dus à d'autres manifestations de la maladie. A. Chauffard n'a-t-il pas démontré l'existence de formes gastriques de la fièvre typhoïde ? La laryngo-typhus la forme rénale (Didion), méritent également une distinction, car dans certains cas, la marche de la maladie peut être absolument modifiée par la prédominance des accidents laryngés ou rénaux.

Un fait extrêmement remarquable, c'est que ces complications n'ont aucun rapport avec la gravité initiale de la maladie. A des lésions intestinales élémentaires, peuvent correspondre des altérations cérébrales, médullaires, pulmonaires, laryngées gastriques ou rénales extrêmement intenses.

On ne peut d'ailleurs assigner aucune règle au dévéloppement de ces manifestations secondaires. Elles semblent surtout dues à des prédispositions individuelles ; ce qui a été observé pour le larynx semblerait indiquer également une influence propre à l'épidémie.

Conséquences des altérations des organes lymphoïdes. — Si dans les cas bénins la réparation à peu près complète des lésions ne laisse subsister aucun désordre grave, il n'en est pas de même dans la plupart des cas. On sait que l'effet le plus fréquent de l'altération typhique est de déterminer des modifications partielles mais définitives du tissu réticulé, soit en y provoquant la transformation scléreuse, soit en y développant des abcès qui amènent de petites pertes de substance également comblées par du tissu fibreux. Or, que cette altération s'observe dans la muqueuse intestinale ou dans les ganglions lymphatiques, on voit qu'elle modifiera notablement les conditions de l'absorption.

Longtemps après la fièvre typhoïde on voit persister des troubles digestifs qui ne paraissent pas avoir d'autre cause que cet état des voies digestives. Je ne parle pas des perforations, des hémorrhagies, qui peuvent être considérées comme des accidents immédiats de la maladie ; ni des abcès ganglionnaires ou spléniques, dont l'ouverture dans le péritoine entraîne des accidents mortels.

Mais en dehors de tout accident aigu, soudain, la transformation scléreuse des voies de l'absorption intestinale peut apporter une certaine entrave à la nutrition. M. Brouardel, mon excellent maître, a observé depuis longtemps une impossibilité presque absolue de digérer les féculents et les matières grasses chez plusieurs malades, pendant quelques années après la fièvre typhoïde, alors que les autres aliments étaient parfaitement digérés. Ces faits exceptionnels chez les enfants, sont assez fréquents chez les adultes ; cela s'explique en raison de la difficulté avec laquelle se reproduit le tissu réticulé à l'âge adulte.

On connaît les complications gastriques signalées par A. Chauffard, et les accidents laryngés qui ont été décrits depuis longtemps. De ce côté, l'on n'a guère à envisager que des accidents immédiats plus ou moins graves et plus ou moins persistants, mais la réparation faite il ne se présente pas désordres graves.

Quant à la part que prendrait dans la symptomatologie l'appareil lymphoïde, envisagé au point de vue de ses fonctions hématopoiétiques, elle est bien difficile à préciser dans l'incertitude qui règne encore actuellement sur ces fonctions.

Les savantes recherches de M. Brouardel ont établi que

d'une façon constante il existe une augmentation considérable du nombre des globules blancs pendant tout le premier septénaire, époque qui correspond à la phase de prolifération. Dans les périodes suivantes, le chiffre des globules blancs tombe brusquement au-dessous de la normale et s'y maintient avec de légères oscillations.

On a constaté en outre dans le sang, mais d'une façon exceptionnelle, quelques grandes cellules polygonales qui seraient abondantes dans la rate et dans la moelle des os. (Neumann, Cornil). Ces cellules seraient souvent chargées de globules rouges déformés.

Les autres modifications du sang portent principalement sur le grand nombre des hématoblastes au moment de la convalescence (Hayem).

INDICATION DES OUVRAGES CITÉS.

Anatomie normale.

KÖLLIKER. — Traité d'histologie, trad. franç , p. Marc Sée, 1873.
FREY. — Traité d'histologie, trad. franç., 1877.
HIR. — Zeitschrift für Wiss. Zool.
HENLE. — Henle's Zeischrift.
RECKLINGHAUSEN. — Die Lymphgefässe.
W. MULLER. — Uber den feineren Bau der Milz.
RANVIER. — Traité d'histologie technique, Paris, 1879.
CORNIL et RANVIER. —Manuel d'histol. pathol., 2e éd., Paris, 1882.
G. RENAUT. — Arch. de phys., 1877.
CADIAT. — Traité d'anatomie générale, Paris, 1881.
COYNE. — Thèse de Paris, 1874.

Anatomie pathologique.

CHIRAC. — Traité des fièvres observées à Rochefort, 1694.
RŒDERER et WAGLER. —De morbo-mucoso, Gœttingen, 1762.
PROST. — Fièvres malignes, Paris, 1804.
PETIT et SERRES. —Fièvre entéro-mésentérique, Paris, 1812.
BRETONNEAU et TROUSSEAU. — De la dothiénentérie, in Archives génér. de médecine, 1826.
LOUIS. — Recherches anatomo-pathologiques et thérapeutiques sur la maladie connue sous le nom de fièvre typhoïde, Paris, 1829.
GENDRON. — Recherches sur les épidémies des petites localités. Journal des connaissances médico-chirurg., 1834.

ROKITANSKY. — Handbuch der Path., Wien, 1842.
CRUVEILHIER. — Anatomie pathologique.
CHOMEL. — Leçons de clinique médicale.
TROUSSEAU. — Clinique médicale de l'Hôtel-Dieu.
GRISOLLE. — Pathologie interne.
JACCOUD. — Pathologie interne, 2e vol., édit. Paris, 1878.
VIRCHOW. — Pathologie cellulaire.
Id. Traité des tumeurs.
HOFFMANN. — Untersuchungen über die Veranderungen der Organen beim abdominal Typhus, Leipzig, 1869.
CORNIL. — Arch. de phys., 1870.
BILLROTH. — Virchow's Archiv.
RINDFLEISCH. — Traité d'histologie pathol., trad. franç., 1872.
MAC LAGAN. — On the nature of the intestinal lesion of enteric fever, Edinb. Med. Journ., avril 1871, et Lancet, 1872.
LEUDET. — Mém. de l'Académie de médecine, 1872.
BIRCH HIRSCHFELD. — Der acute Milztumor, in Archiv der Heilkunde, 1872.
J. CAZALIS et RENAUT. — Arch. de phys., 1873.
LIEBERMEISTER. — Ziemssen's Handbuch, 1874.
POPOFF. — Virchow's Archiv., 1875.
CORNIL. — Gaz. des hôpitaux, 1875.
Id. Gaz. médic., 1876.
SOCOLOFF. — Zur Pathologie des acuten Milztumors, Virchow's Archiv, 1876.
GRIESINGER. — Traité des maladies infectieuses, trad. de Vallin, Paris, 1877.
MURCHISON. — La fièvre typhoïde, trad. franç. de Lutaud, Paris, 1878.
CORNIL et BRAULT. — Bullet. Soc. anatomique, 1880.
L. GALLIARD. — Bullet. Soc. anat., 1880.
A. CHAUFFARD. — Thèse de Paris, 1882.
HAYEM. — Leçons sur les modifications du sang, Paris, 1882.
P. DIDION. — Thèse de Paris, 1883.

TABLE DES MATIÈRES

pages.

INTRODUCTION.. 7

CHAPITRE I. — STRUCTURE NORMALE DES ORGANES LYMPHOÏDES. 10
Tissu réticulé.............................. 10
Ganglions lymphatiques........................ 11
Follicules clos de l'intestin................. 22
Follicules clos de l'estomac.................. 25
Follicules clos du larynx..................... 26
Structure de la rate.......................... 27

CHAPITRE II. — HISTORIQUE.............................. 33

CHAPITRE III. — LÉSIONS DES GANGLIONS MÉSENTÉRIQUES....... 37
1re PARTIE. — Examen à l'œil nu.................. 37
2e PARTIE. — Étude histologique, — technique.... 44
Causes d'erreur. — Putréfaction............ 45
Lésions histologiques...................... 47

CHAPITRE IV. — LÉSIONS DES FOLLICULES CLOS DE L'INTESTIN... 64
1re PARTIE. — Examen à l'œil nu.................. 64
2e PARTIE — Étude histologique.................. 74

CHAPITRE V. — LÉSIONS DES FOLLICULES CLOS............... 86
De l'estomac..................................... 86
Du pharynx et de la langue....................... 88
Du larynx.. 91

CHAPITRE VI. — Lésions de la rate 95

CHAPITRE VII. — Étude synthétique du processus typhique dans les organes lymphoïdes 102
Nature du processus typhique. — Son évolution 111
Conséquences de ces altérations 120

Paris. — A. Parent, imprimeur de la Faculté de médecine, rue Monsieur-le-Prince, 31.
A. Davy, successeur.

Voir l'explication des planches au verso.

PLANCHE II.

Ganglion mésentérique au 15e jour de la fièvre typhoïde.

Le dessin ci-contre indique, d'après mes préparations, le développement des cellules épithélioïdes.

G. 500 diamètres.

La partie qui est à droite représente un fragment de follicule.

La partie qui est à gauche montre un sinus (tissu caverneux), limité en dehors par la capsule.

Explication des détails:

A. Capsule du ganglion.

B. Réticulum à larges mailles du sinus (tissu caverneux).

C. Reticulum fin du tissu folliculaire.

D. Capillaire sanguin.

E. Noyaux des cellules endothéliales des capillaires sanguins.

H. Cellules lymphatiques normales.

K. Cellules lymphatiques au début de la transformation épithélioïde.

L. Degré plus avancé, 2 noyaux à peine séparés.

M. Cellules épithélioïdes complètes à 1 noyau.

O. Cellules épithélioïdes à noyaux multiples.

P. Cellules épithélioïdes en voie de généréscence granuleuse; aspect vitreux de la cellule.

R. Cellules épithéliales avant atrophie des noyaux.

S. Dégénérescence complète, masse amorphe.

En partant des cellules lymphatiques normales, on peu uivre toutes les phases intermédiaires.

PLANCHE I.

Ganglion mésentérique normal.

Le dessin ci-contre représente, à un grossissement de 500 diamètres les différents éléments du ganglion.

La coupe montre un cordon folliculaire entouré de ses espaces lymphatiques (tissu caverneux).

Explication :

A. Cordon folliculaire (tissu réticulé fin).

B. Système caverneux (réticulum à larges mailles).

C. Cloisons fibreuses émanées de la capsule.

D. Capillaire sanguin du tissu folliculaire.

E. Noyaux des cellules endothéliales des capillaires sanguins.

H. Cellules lymphatiques.

L. Cellules ramifiées.

M. Cellules endothéliales.

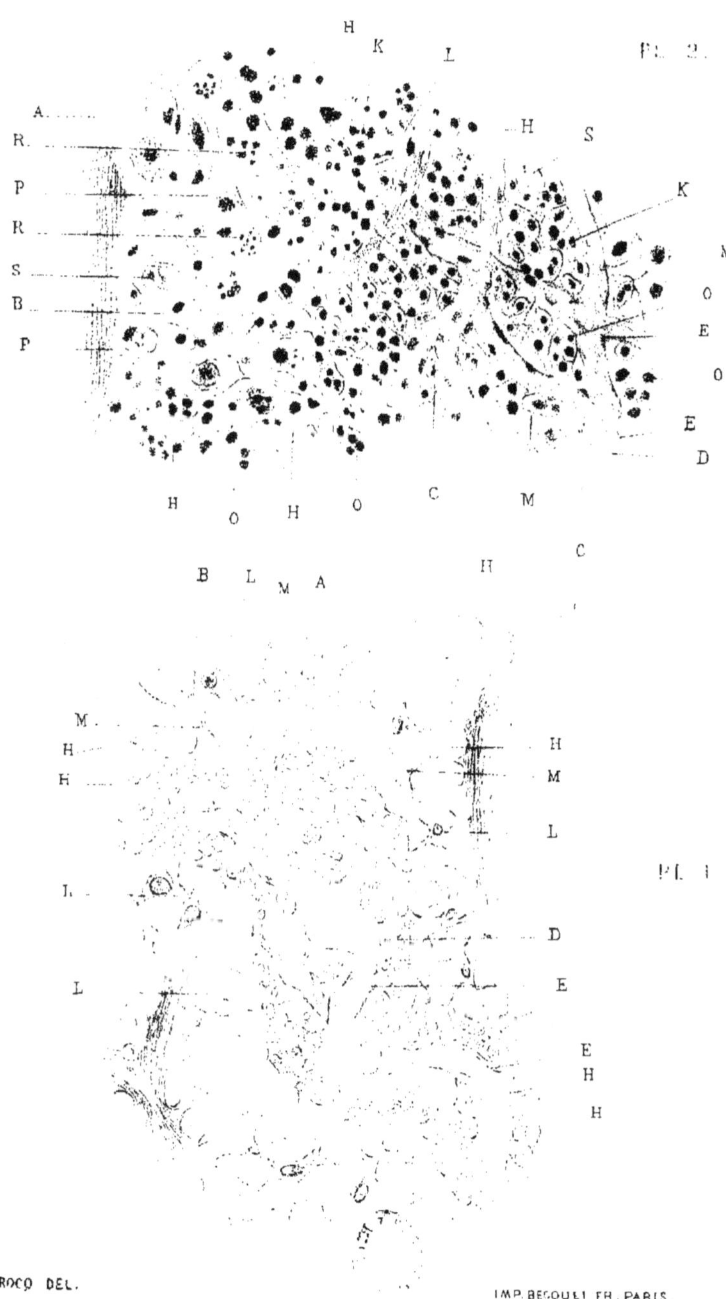

L. BROCQ DEL.

IMP. BECQUET FR. PARIS.

Paris. — A. PARENT, imprimeur de la Faculté de médecine, rue Monsieur-le-Prince, 31.
A. DAVY, successeur.

www.ingramcontent.com/pod-product-compliance
Lightning Source LLC
LaVergne TN
LVHW012114170826
845678LV00001BA/124